JN056961

医療系のための
基礎統計学

松野純男 編

内山 敦／棚橋浩太郎／田山剛崇／松野純男 共著

ムイスリ出版

改訂にあたって

2016年に初版を出版して4年が経過した。この間，医療系における統計の重要性はますます高まっている。初版の序文でも述べたように，薬剤師の国家試験でも統計・疫学に関する問題が毎年5問以上あり，特に近年は計算のみならず，論文データの内容を読み取るような出題が増加している。もはや基礎研究のみならず，臨床研究や薬局業務の多くで，データを客観的に読んだりまとめたりする基本的な統計スキルが必須であり，薬剤の採択一つとっても統計学の知識の有無によって業務に大きな影響がでる。

本改訂においては，初版にあった誤りや誤植を中心に修正を加えた。また，著者として新たに内山 敦先生をお迎えし，内容の充実を図った。内容としては，やはりこれから統計学を学ぶ学生に対して，その導入となる基本的な内容を中心とした。身構えるような難しい数式は極力排除し，基本に忠実な内容としたので，安心して読んでいただきたい。

近年では，臨床研究の治験プロトコールには生物統計家の関与が必要となっている。治験審査委員会の構成員にも生物統計家の設置が義務づけられている。一方で日本においては統計家の絶対数が不足しており，統計スキルをもつ薬剤師を育てることが喫緊の課題となっている。日本医療研究開発機構などが中心となって，生物統計家の育成に注力している現在，本書を導入として，より多くの学生が統計に興味をもたれることを期待する。

2020年1月

著者一同

はじめに

薬学分野での統計学の重要性は非常な勢いで高まっている。薬効評価においては，多くのデータを統計的に解析して，ある結論を導き出すことが必要であり，とくに複数の薬剤を組み合わせる薬物療法においては，その効果を客観的に判断する力が必要である。また，疫学においても，症例の積み重ねによって，今まで知られていなかった副作用や薬物相互作用を見出すために，統計手法は欠かせない。事実，薬剤師国家試験では毎年 5〜6 問の疫学・統計学に関する問題が出題されており，薬学および薬剤師として社会で活躍するためには，統計学を体系的に学ぶことが必須となっている。

一方で，薬学で統計学を教える教員のスキルは，そのニーズに追いついていないのが現状である。大学によっては，統計学の講義・演習を外部の非常勤講師に頼っている場合もあるが，統計学の専門家が教える講義では，確率・統計の論理的な内容に陥りがちで，薬学領域における統計のニーズと乖離が起きることが多く，やはり薬学に精通した教員が統計学を教えることが望ましい。

本書は，上記のことを踏まえて，薬学部・薬科大学で実際に統計学の講義を担当している薬学部の教員により執筆された。まだこなれていない部分もあるので，ぜひとも本書を講義でご利用いただき，忌憚なきご意見をいただければと思う。

最後になりましたが，本書の執筆・出版に際しご尽力いただきましたムイスリ出版の橋本豪夫様にお礼申し上げます。

2016 年 7 月

著者一同

目　次

第 1 章
統計学の考え方

◆ 学習の目標 ◆

医療にはさまざまな問題があります。たとえば，喫煙と肺がんは関係あるか，新しい薬を作りたいがどのように効果を実証するかなどの問題を解決するために統計的な手法は有効です。統計では多くのデータを整理し，解析して結論を導きます。この章では，データを統計的に解析するために必要な考え方・用語を説明します。

[キーワード]

母集団，標本，平均，中央値，最頻値，分散，標準偏差

1.1　母集団と標本

母集団
population

標本
sample

統計では扱う対象全体を**母集団**といいます。たとえば，日本の人口の推移を予測する場合なら，日本人全体が母集団です。国勢調査のように，母集団全体を全数調査すると理論上誤差はないといえるかもしれませんが，通常は図1.1のように母集団から適切な**標本**を抽出して予測しますので誤差は避けられません。

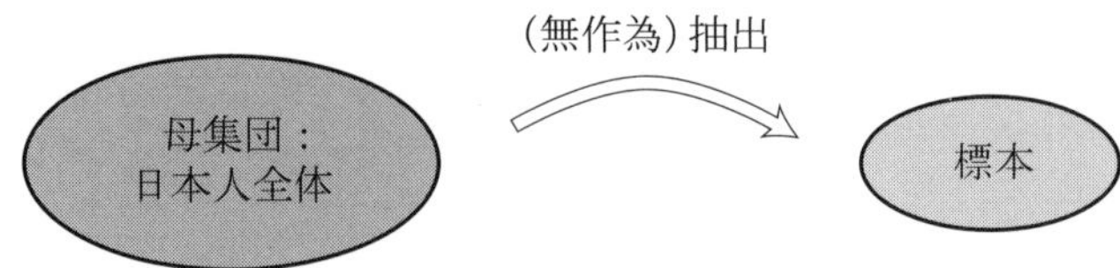

図 1.1　母集団と標本の関係

1.1.1　無作為抽出

無作為抽出
random sampling

無作為抽出というのは「母集団のどの人も抽出される確率が等しい」という抽出方法です。母集団のリストがあれば，乱数などを用いて標本を抽出します。無作為抽出は理想的な抽出方法ですが，実際にはとても大変です。ここで，世界大恐慌後の不安定な時期に行われた1936年の米大統領選挙予測を紹介しましょう。このときの候補者は民主党フランクリン・ルーズベルトと，共和党アルフレッド・ランドンでした。以下はダイジェスト誌とギャラップ社による予測です。

ダイジェスト誌：自誌の購読者，車，電話の所有者にアンケートを送り，250万人の回答を得た。予測：ランドンが57%で当選。

ギャラップ社：全有権者を「中間層・女性」「低所得層・男性」などと分け，決まった割合で3000人を図1.2のように層別無作為抽出した。予測：ルーズベルトが54%で当選。

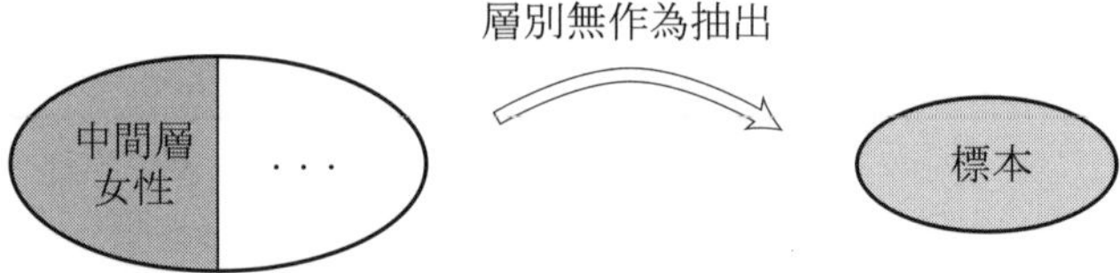

図 1.2　層別無作為抽出

抽出した人数は，ダイジェスト誌が250万人，ギャラップ社は3000人で，ダイジェスト誌が圧倒的に多かったのですが，大統領になったのはルーズベルトでした。ダイジェスト誌は不況でも購読するような富裕層から抽出したため，抽出した標本が偏ってしまい予測に失敗したのです。ダイジェスト誌は倒産しましたが，標本が偏ると母集団を適切に表さないことがあるので，間違った結論になりがちです。したがって抽出方法にはよく注意する必要があります。

[標本抽出の注意点]
データ数は多ければいいというものではありません。

1.1.2 誤差を小さくするには

新しい薬を作ることは薬学の大きな目標の1つです。新薬には既存薬より効果が大きい，または大きくなくとも安価にできるなどという条件が必要です。その条件を実証するために臨床試験では，たとえば，患者を2群に分けて一方には新薬，他方には既存薬（またはプラセボ）を与えて比較します。しかし，臨床試験を受けるような患者さんはもともと治療に前向きですから，母集団（患者全体）から無作為抽出した標本ではありません。しかしそうであっても，新薬群と既存薬群の 2 群に分ける際に，男女比・年代などのばらつきがないようにランダムに割り付け（**ランダム化**）たりします。また，投与される薬がプラセボだと被験者が知ったり，また，たとえば症状の重い患者さんは新薬，軽い患者さんは既存薬を投与したというのでは正しい評価は得られないので，**2重盲検法**を用いて医師，患者ともに薬の見分けがつかないように行います。このようにして系統的な偏り（**バイアス**，系統誤差）を小さくすることは重要なことです。

2重盲検法
double blind trial

バイアス
bias

1.1.3 サリドマイドの話

サリドマイドの事件は重要な教訓を後世に残しました。この事件では，統計が重要な役割を果たしたのでここでふれておきましょう。1961年に西ドイツのレンツ氏はサリドマイドが催奇性をもつと発表しました。簡単に説明すると，「アザラシ状奇形児を産んだ112人の母親のうち90人はサリドマイドを服用し，正常児を産んだ188人の母親のうち2人がサリドマイドを服用していた。よって，サリドマイドと奇形児出産は関係がある」というものでした。それまで，サリドマイドを服用しても正常児を出産する場合があるし，服用しなくても奇形児を出産する場合があるのだからサリドマイドと奇形児出産は無関係ではないかという主張がされていましたが，レンツ氏は χ^2 検定を用いてサリドマイドの危険性を証明したのです。

1.2　データの性質

1.2.1　尺度の種類

尺度
scale

①　間隔尺度
②　順序尺度
③　名義尺度

統計で扱うデータには次のような**尺度**があります。

(1) **間隔尺度**：重さ5グラム，長さ$\sqrt{2}$cm（**連続量：実数**）

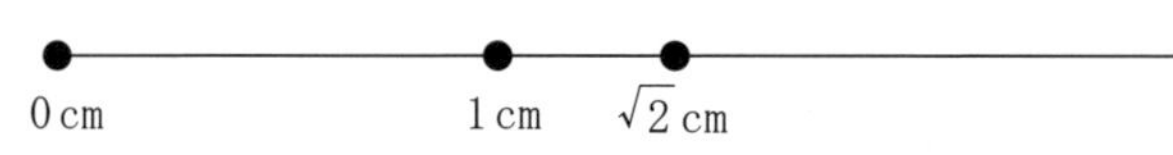

図 1.3　連続量は数直線の点

人数4人，回数5回，枚数6枚（**離散量：計数データ：自然数**）

(2) **順序尺度**（質を表す）：「悪性，やや悪性，良性」，「大きい，小さい」

(3) **名義尺度** (nominal scale)：「宮城県，秋田県」，「血液A型，B型」

間隔尺度は数値なので四則演算（+, −, ×, ÷）ができますが，順序尺度は順序（つまり $a \leqq b,\ b \leqq c \Longrightarrow a \leqq c$）だけです。名義尺度は順序もなく名前だけです。よって，尺度によってデータの取り扱う方法が異なります。間隔尺度の数値は実数，または整数ですが，これらは数直線上の点で表されます。整数は値が離れている（離散している）ので離散量，実数は連続につながっているので連続量といいます。

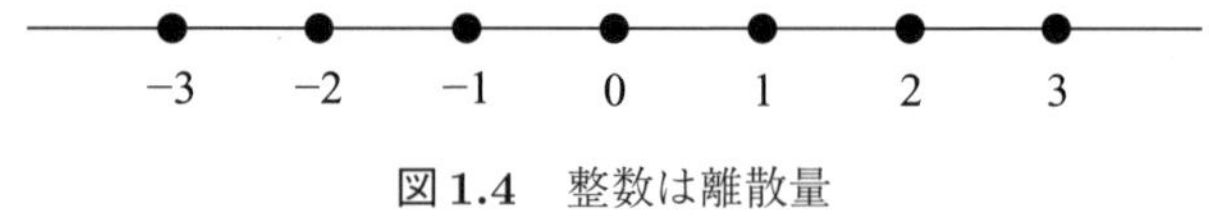

図 1.4　整数は離散量

1.3　記述統計と統計量

1.3.1　記述統計

次のデータ（赤ちゃんの名前，性別，体重，身長）が集まったとしましょう。

名前	性別	体重	身長
田中太郎	男	3000	70
佐藤藍子	女	2800	60
…	…	…	…

これだけではデータの特徴がわかりにくいので，たとえば大きさの順に並べて最大値・最小値を求めたり，いくつかの階級にまとめて度数分布表にしたり，ヒストグラム（棒グラフ）に表したりして分布の様子を調べます。このようなことを**記述統計**といいます。

記述統計
descriptive statistics

1.3.2 基本統計量

次に，データの特徴を表す**統計量**について説明します。もっとも大事な統計量は「**代表**」を表す量（**平均**，**中央値**，**最頻値**）で，次に大事なのは「**ばらつき**」を表す量（**分散**，**標準偏差**）です。

統計量
statistic

ばらつき
dispersion

■ 代表を表す基本統計量

母集団（対象全体）の「**代表**」を表す量は，**母平均**(mean)，**中央値**，**最頻値**です。たとえば，母集団を $x_1 = 10$ 円，$x_2 = 10$ 円，$x_3 = 40$ 円とします（図 1.5）。

母集団
population

母平均
mean

中央値
median

最頻値
mode

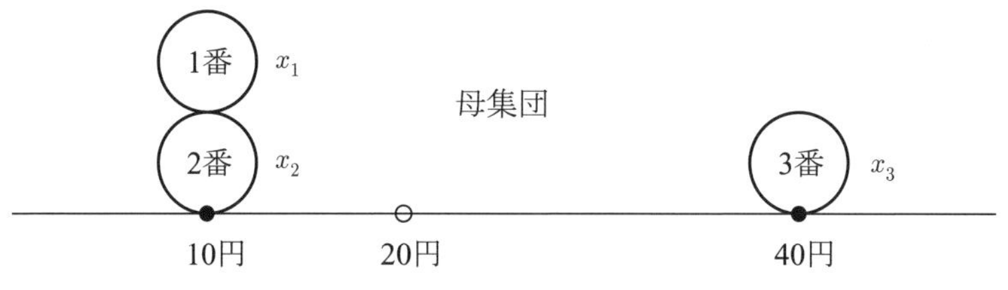

図 1.5 母集団の分布

このとき，母平均 μ は次で定めます（μ（ミュー）は，平均 (mean) の頭文字 m のギリシャ語です）。

［定義 1.1］ 母平均

$$\mu = \frac{\sum x_j}{n} \tag{1.1}$$

ここで，n は母集団の数で，$\sum$（シグマ）は合計 (Sum) の頭文字 S のギリシャ文字です。

この例でいいますと，母平均は

Column

比尺度

間隔尺度の中に**比尺度**があります。たとえば，長さ・重さは比尺度でかけ算ができます。つまり，100cm は 1cm の 100 倍の長さです。一方，温度 100℃ は 1℃ の 100 倍ではありません。水が凍る温度（1 気圧）を 0℃，蒸発する温度を 100℃ としているからです。したがって気温℃は比尺度ではありません。しかし，気温は足し算ができます。たとえば，気温が 5℃ 上昇すると 10℃ は 15℃ に，20℃ は 25℃ となります。比尺度では 0 に「積の演算に関する零元」，つまり $0 \times x = 0$ という意味がありますが，温度 0℃ にはそういう意味はありません。ただし，古典力学における熱力学温度 K は比尺度で，絶対零度 0K は熱運動が停止した状態を表します。比尺度でない間隔尺度の他の例としてはカレンダーの日付，知能指数などが考えられます。（ウィキペディア「尺度水準」より）

$$\frac{x_1 + x_2 + x_3}{3} = \frac{10 \times 2 + 40}{3} = 20\,円$$

となります。

中央値とは，有限個のデータを小さい順に並べたとき中央の順位に位置する値です。

この例でいいますと，データは小さい順に $10 \leqq 10 \leqq 40$ の3個ですから，**中央値**は2番目の $m_e = 10$ 円です。ただし，データが4個あったら2番目と3番目の値の平均が中央値になります。

また，**最頻値**は，もっとも出現度数が大きい値のことで，例でいいますと10円の出現度数は 2，40円は 1 です。よって大きい値は最頻値 $m_0 = 10$ 円です。ただし，出現度数が最大となる値が2つ以上あったらすべて最頻値にします。

標本の場合も「**代表**」を表す量は**標本平均** $\overline{x} = \dfrac{\sum x_j}{n}$，中央値，最頻値です。もしデータが順序尺度なら平均を求めることはできません（なぜですか)。このように「代表」を表す量はいくつかありますが，どれがもっとも「代表」にふさわしいかは場合によります。

【例題 1.1】　母集団を200円，200円，400円，400円とするとき，母平均，中央値，最頻値を求めなさい。

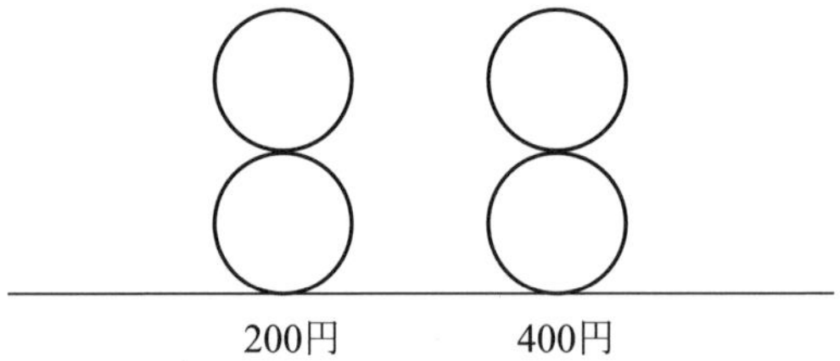

【解答】　母平均300円，中央値300円，最頻値200円と400円

【例題 1.2】　関節炎患者100人にある鎮痛剤を投与した。痛みの緩和時間（ t 分） のヒストグラムが次のようになるとき，標本平均，中央値，最頻値を求めなさい。

分	$0 \leqq t < 20$	$20 \leqq t < 40$	$40 \leqq t < 60$	$60 \leqq t < 80$	$80 \leqq t < 100$
階級値	10分	30分	50分	70分	90分
人数	40人	30人	10人	10人	10人

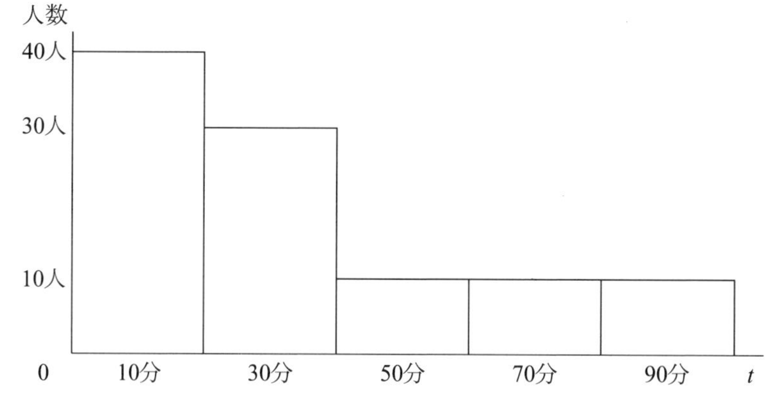

【解答】　$$\text{標本平均} = \frac{10 \times 40 + 30 \times 30 + 50 \times 10 + 70 \times 10 + 90 \times 10}{100} = 34 \text{ 分}$$

中央値 30 分（50 人目と 51 人目が 30 分だから），最頻値 10 分

■ 代表値の意味

関節が痛い患者にとっては早く痛みが緩和して欲しいので，どのくらい早く効くかは重要な情報です。「平均 34 分なので 34 分経てば 50%の確率で痛みがなくなる」と勘違いしてしまいそうですが，そうではありません。この問の場合，たいていの人は早く効きますが，緩和時間がとても長い患者が少数います。その少数の値によって，平均が大きくなっています。極端な話ですが，もし 1 人でも痛みが緩和しなければ平均は無限大になるわけで，平均がわかってもこれでは患者にとって，意味がありません。少数の飛び離れた値があると平均は影響が大きいのですが，中央値，最頻値はあまり影響しません。「患者にとって，どれだけ早く効くかを表す目安が代表値にふさわしい」と考えますと，この場合は平均よりも中央値の方が適切でしょう。半数の人が緩和した時間が中央値です。中央値は 30 分ですから 30 分経てば 50%の確率で痛みがなくなる（正確には半数の人の痛みがなくなる）と考えられます。

薬剤の添付文書には平均値，または中央値が記載されています。

他の例をあげましょう。平成 24 年の日本の全世帯貯蓄額は平均は $\mu = 1539$ 万円ですが，中央値は $m_e = 860$ 万円です。この場合，平均，中央値のどちらが代表値として「適切」だと思いますか。

■ 代表値の図形的意味

図 1.6 の分布で中央値 m_e は左の面積 $(x \leqq m_e)$ と，右の面積 $(m_e \leqq x)$ が等しい値です。

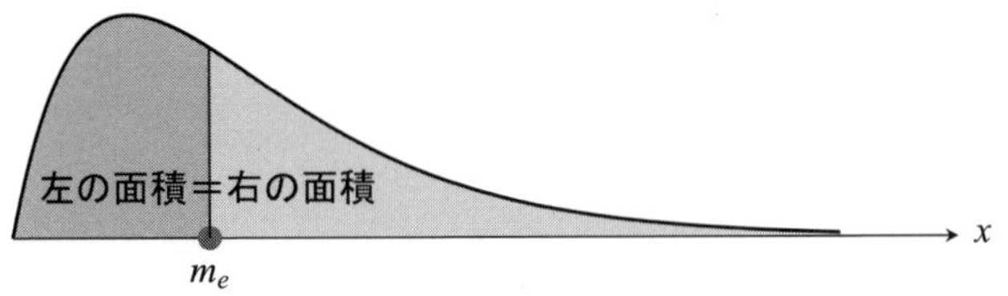

図 1.6　母集団と母平均

一方，母平均 μ は図形の重心の x 座標，またはこの図形を切り抜いて図 1.7 のように三角形にのせたとき，右回りのモーメントと左回りのモーメントが等しい値です。

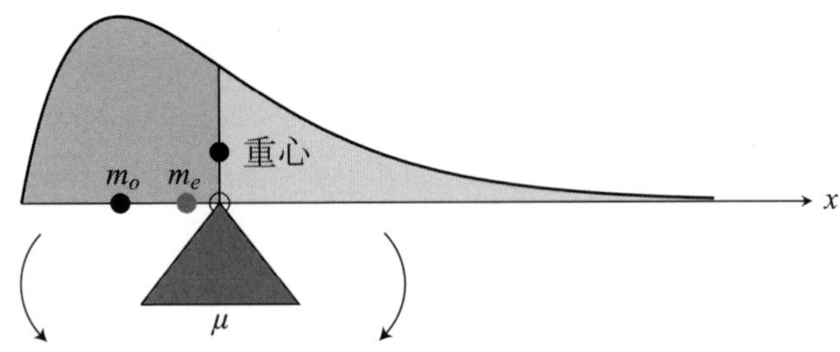

図 1.7　母集団と中央値・最頻値

この図 1.7 から分布が左に偏っている場合は $m_o \leqq m_e \leqq \mu$, 右に偏っている場合は $\mu \leqq m_e \leqq m_o$ であること，また分布が左右対称山型なら $m_o = m_e = \mu$ であることがわかります。

■ ばらつきを表す統計量

母集団を $x_1 = 10$ 円，$x_2 = 10$ 円，$x_3 = 40$ とします（図 1.8）。このとき母平均は，$\mu = \dfrac{\sum x_j}{n} = \dfrac{10 \times 2 + 40}{3} = 20$ 円　でした。

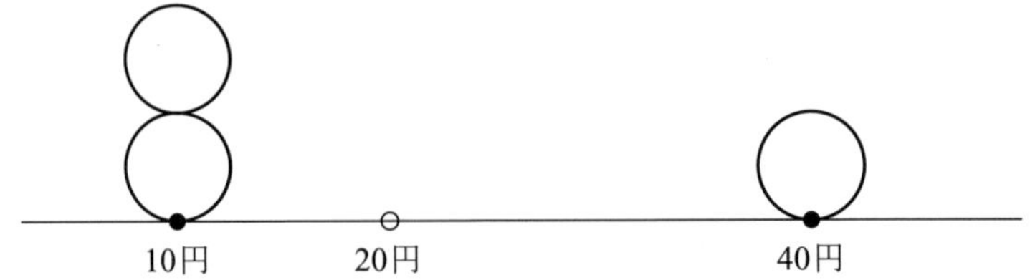

図 1.8　母集団の分布

次に，各データ x_j が母平均 μ からどれだけばらついているかを表す量を導入しましょう。まず，データ $x_1 = 10$ 円の**偏差**とは

$$x_1 - \mu = 10 - 20 = -10 \text{ 円} \tag{1.2}$$

のことです。同様に，データ $x_3 = 40$ 円の偏差は $x_3 - \mu = 40 - 20 = 20$ 円です（図 1.9）。

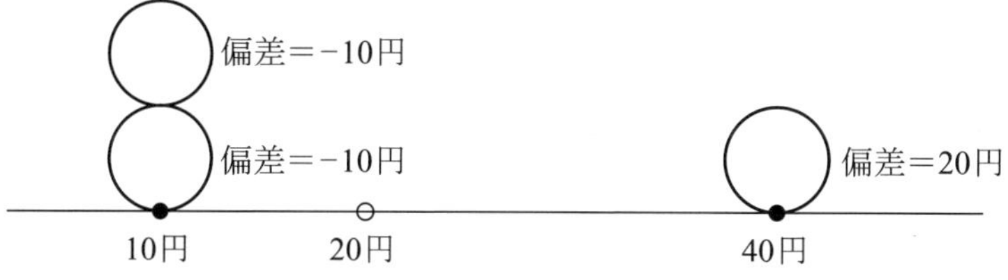

図 1.9 偏差＝データ−平均

偏差 $x_j - \mu$ は「母平均からのばらつき」と考えてもいいのですが，そうすると困った問題が生じます。各データのばらつきが大きいと全体もばらついていると考えたいのですが，偏差をこのまま全部足しますと

$$\sum(x_j - \mu) = (10 - 20) \times 2 + (40 - 20) = 0\,\text{円}$$

となってしまうのです。これは分布全体がまとまっていても，ばらついていても同じですから，偏差をそのまま足しても分布全体のばらつきを表す量にはなりません。

そこで**偏差の 2 乗** $(x_j - \mu)^2$ を「母平均からのばらつき」と考えることにしましょう。この平均が**母分散** σ^2 です。

母分散
variance of population

[定義 1.2] 母分散

$$\sigma^2 = \frac{\sum(x_j - \mu)^2}{n} \tag{1.3}$$

この例でいいますと，

$$\sigma^2 = \frac{(10 - 20)^2 \times 2 + (40 - 20)^2}{3} = 200\,\text{円}^2$$

となります。

母分散 σ^2 は「母集団（全体）のばらつき」を表します。単位が 円^2 というような見慣れない単位になってしまうので，平方根をとって**標準偏差** SD

標準偏差
standard deviation

$$\sigma = \sqrt{\sigma^2} = \sqrt{200}\,\text{円} \tag{1.4}$$

を「母集団のばらつき」とすることも多いです。もちろん意味は同じで，母分散・標準偏差が大きいと母集団のばらつきが大きく，小さい（ 0 に近い）とばらつきが小さいことを表します。

今度は $x_1 = 10$ 円，$x_2 = 10$ 円，$x_3 = 40$ を標本とします（図 1.10）。

標本平均 $\overline{x}$ は

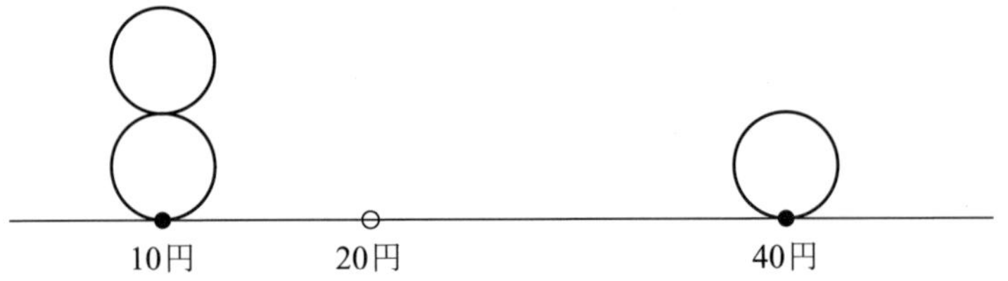

図 1.10　標本の分布

$$\overline{x} = \frac{10 \times 2 + 40}{3} = 20 \text{ 円}$$

不偏分散
variance

ですが，標本のばらつきは次の**不偏分散** s^2 で表します。

> [定義 1.3]　不偏分散
>
> $$s^2 = \frac{\sum (x_j - \overline{x})^2}{n-1} \tag{1.5}$$

この例でいいますと，

$$s^2 = \frac{(10-20)^2 \times 2 + (40-20)^2}{3-1} = 300 \text{ 円}^2$$

となります。

ここで，分母を $n-1=2$（**自由度 2** といいます）にする理由は，s^2 の期待値 $E(s^2)$ が σ^2 になるからです。

> [定理 1.4]　不偏分散の不偏性
>
> $$E(s^2) = \sigma^2 \tag{1.6}$$

このことを $\boldsymbol{s^2}$ **は** $\boldsymbol{\sigma^2}$ **の不偏推定量**であるといいます。ここから s^2 に不偏分散という名前がつきました。この証明には確率変数の概念が必要ですので次の章の2.2節で行います。また，標本の場合も**標準偏差** SD は不偏分散の平方根

$$s = \sqrt{s^2} = \sqrt{300}\text{円} \tag{1.7}$$

です。よって，標準偏差はデータが母集団なら σ で，標本なら s です。両者を混同しそうですが，データが母集団なのか標本なのかがわかれば混同しません（わかればですよ）。もっとも，μ, σ はわかっていないのがほとんどですから，単に「平均，分散」といえば「標本平均，不偏分散」を意味すると考えてもいいでしょう。

自由度の意味

自由度
degree of freedom

「標本 x_1, x_2, x_3 の自由度が 2 である」とは，変数としての自由度が 2 であることを意味します。もし，制約条件がなく 3 つとも自由に動く変数なら，変数としての自由度は 3 です。しかし，不偏分散 s^2 の定義には $\overline{x}$ が必要です。つまり，$\overline{x} = \dfrac{x_1 + x_2 + x_3}{3} = 20$ 円という制約条件があるので，$x_1 = 10$，$x_2 = 10$ なら $x_3 = 3 \times \overline{x} - x_1 - x_2 = 40$ 円となります。つまり，2 つの変数 x_1, x_2 が決まれば残りの x_3 は自動的に決まるので，自由に動く変数は x_1, x_2 の 2 つです。したがって，$\overline{x} = 20$ という条件があれば，変数 x_1, x_2, x_3 の自由度は $n - 1 = 3 - 1 = 2$ であると考えるのです。

範囲・変動係数・標準誤差

範囲
range

変動係数
coefficient of variation

標準誤差
standard error

ばらつきを表す統計量としては，他に

$$\text{範囲}\qquad R = \text{最大値} - \text{最小値} = 40 - 10 = 30\,\text{円} \tag{1.8}$$

$$\text{変動係数}\qquad CV = \frac{SD}{\overline{x}} = \frac{\sqrt{300}\,\text{円}}{20\,\text{円}} = \frac{\sqrt{300}}{20} \tag{1.9}$$

$$\text{標準誤差}\qquad SE = \frac{SD}{\sqrt{n}} = \frac{\sqrt{300}}{\sqrt{3}} = 10\,\text{円} \tag{1.10}$$

があります。日本語の常識では 10 円から 40 円が範囲だということもありますが，統計における範囲は $R = 30$ 円です。範囲の定義はわかりやすいですが，日本語の常識と異なることに注意が必要です。変動係数は単位がありませんので，たとえば「身長と体重」のように異なるデータの集団間でもばらつきを比較することができます。標準誤差は標本平均のばらつきを表します。推定・検定では標準誤差が決定的な役割を果たすのですがそのことは 2，3 章で説明します。

パーセンタイル

パーセンタイル
percentile

標本を順位で並べたときの 50%の値が中央値 m_e でしたが，25%，75%と細かく分けることができます。

ここで，データが 9 個あったとしましょう（図 1.11）。

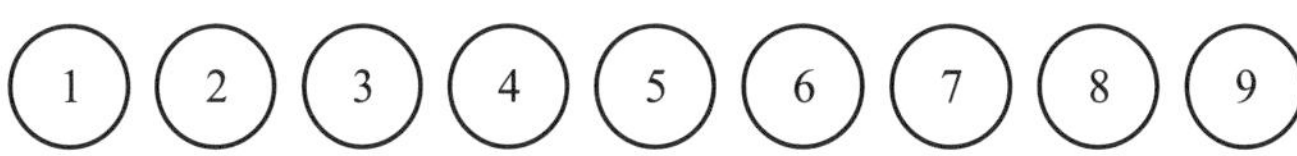

図 1.11　データを順位で並べる

1 番目と 9 番目の平均である $\dfrac{1+9}{2} = 5$ 番目の値が中央値 $m_e = m_{e50}$，1 番目と 5 番目の平均である $\dfrac{1+5}{2} = 3$ 番目の値が 25%にあたる m_{e25} となります。たとえば，データが 3，4，4，5，5，5，6，6，7 なら

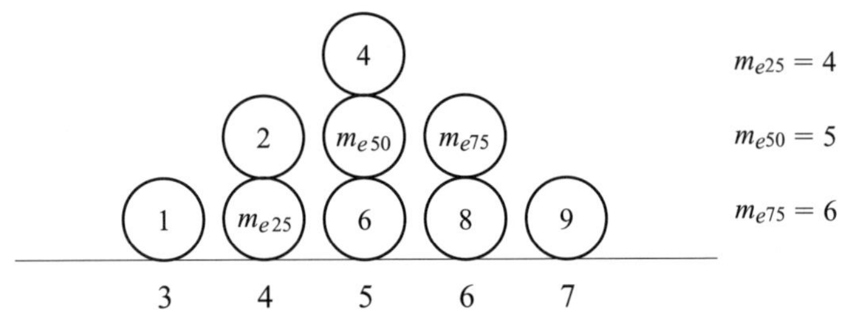

図 1.12　左右対称のデータの順位

また，データが 3, 3, 3, 4, 4, 6, 7, 7, 8 なら

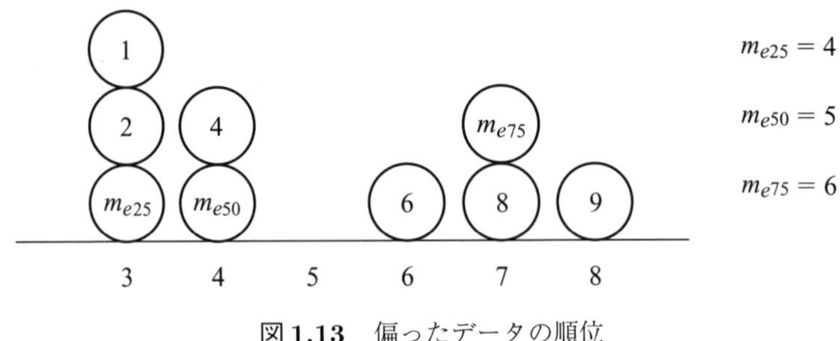

図 1.13　偏ったデータの順位

となります。この図から，分布が左右対称なら「中央値は平均に等しく，平均と m_{e25}, m_{e75} とのずれは同じである」が，分布が左（または右）に偏ると「ずれは異なる」ことがわかります。

1.3.3　大数の法則，中心極限定理

大数の法則
law of large numbers

母集団が 10 円，10 円，10 円なら母平均 $\mu = 10$ 円ですから，母分散 $\sigma^2 = 0$ 円^2 になります。よって，ばらつきは 0 です（図 1.14）。

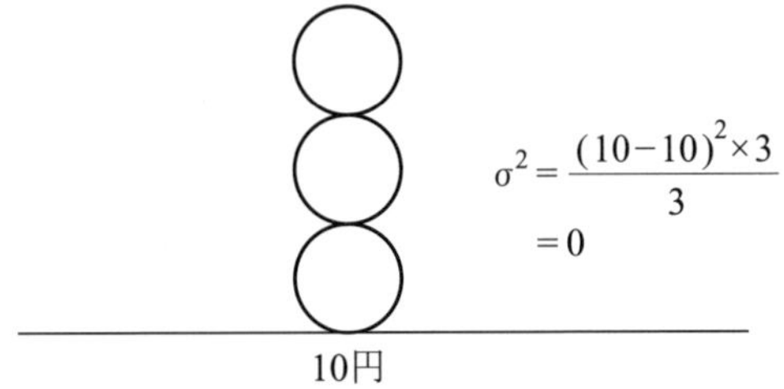

図 1.14　ばらつき $\sigma^2 = 0$ の分布

中心極限定理
central limit theorem

つまり，「ばらつきが 0 である」ということは「母集団は 1 つの値だけからなる」ということです。こんなことはあまり意味がないのではと思うかもしれませんが，次の**大数の法則・中心極限定理**を考えましょう。この 2 つの定理は統計でもっとも重要な定理です。

［定理 1.5］　母平均 μ，母分散 σ^2 の母集団から n 個の標本を抽出して標本平均を $\overline{x}$ とおく。このとき次が成り立つ。

(1)［大数の法則］$n \to \infty$ とすると，$\overline{x}$ は μ に（確率）収束する。

(2)［中心極限定理］n が大きいと，$\overline{x}$ の分布は平均 μ，分散 $\dfrac{\sigma^2}{n}$ の正規分布に近づく

正規分布の説明は次章で行いますが，図 1.15 のような左右対称の山型分布です。この定理を図示すると，次のようになります。左図は $\bar{x}$ が μ を中心にばらついていますが，標本数 n を大にすると右図のように，$\bar{x}$ が μ に集中しています。

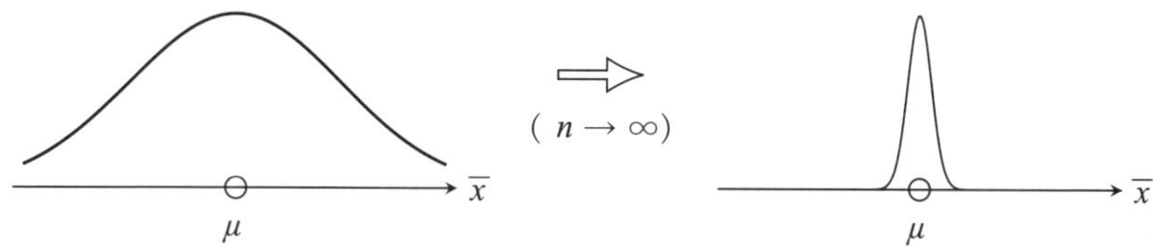

図 1.15　n が大なら $\bar{x}$ は μ に近づく

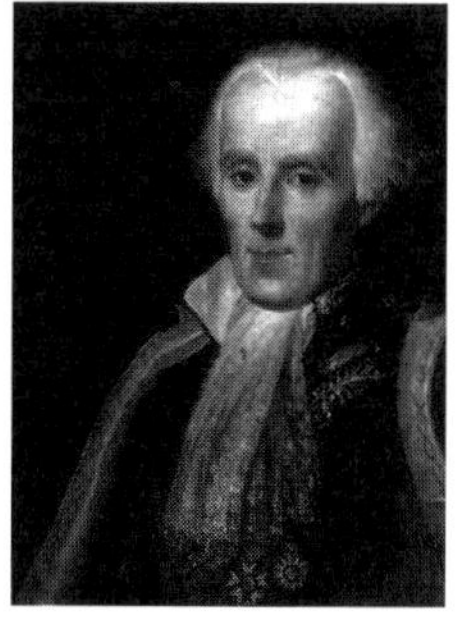

Laplace, P.S.（1749–1827 年）
フランス人数学者
中心極限定理を証明した。

(2) より $n \to \infty$ とすると，$\overline{x}$ の分散は

$$\frac{\sigma^2}{n} \to 0 \ (n \to \infty)$$

となります。つまり標本平均 $\overline{x}$ のばらつきは 0 に近づきます。これは，標本平均 $\overline{x}$ の分布が μ の近くに集まることを意味します。正確には $\overline{x}$ が μ の近くにある確率が 100%に近づくことを表しています。このことを $\overline{x}$ は μ に**確率収束**するといいます。したがって，n が大なら μ は $\overline{x}$ で近似してよいというわけです。この定理は，もとの母集団がどのような分布でも成立するので広い応用があります。このように分散が 0 となる状態が何を意味するのかイメージできると，推定・検定の考え方がわかりやすくなります。

【まとめ】

(1) 母平均 $\mu = \dfrac{\sum x_j}{n}$，母分散 $\sigma^2 = \dfrac{\sum (x_j - \mu)^2}{n}$，標準偏差 $\sigma = \sqrt{\sigma^2}$

(2) 標本平均 $\overline{x} = \dfrac{\sum x_j}{n}$，不偏分散 $s^2 = \dfrac{\sum (x_j - \overline{x})^2}{n-1}$，標準偏差 $s = \sqrt{s^2}$

(3) $0 \leqq$ 分散。もし，分散 $= 0$ ならデータの値は 1 つにまとまる。

(4) 分散・標準偏差が大きいとばらつきは大きい。

演習問題 1

[問題 1] 母集団から標本を 5 個無作為抽出したら 40 円，40 円，50 円，60 円，60 円　となった。ヒストグラムを書いて，標本平均，不偏分散，標準偏差，範囲，変動係数，標準誤差を求めよ。(単位を書くこと)

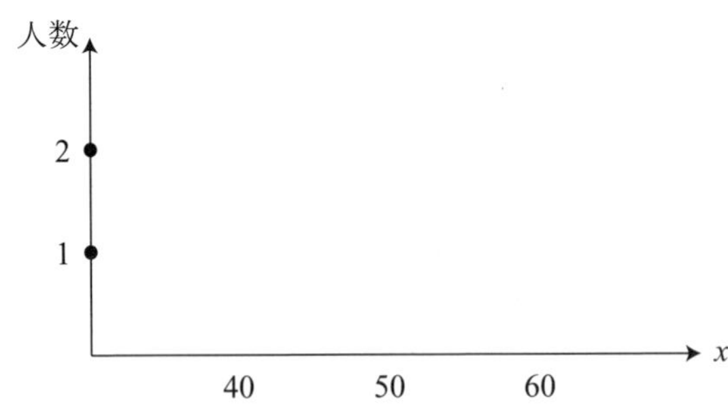

標本平均 $\overline{x} =$
不偏分散 $s^2 =$
標準偏差 $SD =$
範囲 $R =$
変動係数 $CV =$
標準誤差 $SE =$

次は薬剤師国家試験問題です。

[問題 2] わが国の臨床試験（治験）に関する記述のうち，正しいものはどれか。（第 87 回薬剤師国家試験）

a. 新規薬物の臨床効果は可能な限り，プラセボと比較すべきである。
b. 対象患者の無作為化割り付けの目的は，治療群間での効果に影響する要因の系統的な偏りを排除することである。
c. 二重遮へい（盲験）試験は，薬効評価における患者側のプラセボ効果排除のみを目的としている。

[問題 3] 臨床試験及び臨床研究に関する下記の記述は正しいか。（第 95 回薬剤師国家試験）

e. 中央値とは，データの分布特性を表す指標として，全部のデータの和を全個数で割った値である。

第2章
確率分布

◆ 学習の目標 ◆

統計ではさまざまなデータを扱いますが，ここではデータが間隔尺度の場合を考えます。標本を母集団から無作為抽出したときの標本のとる値 x_j には，その値をとる確率 $P(X = x_j)$ があります。たとえば，さいころを投げて出た目 X をデータとします。このとき X の値は 1 から 6 で，その値をとる確率は $P(X = 1) = 1/6, P(X = 2) = 1/6, \cdots, P(X = 6) = 1/6$ です。このような変数 X を**確率変数**といいます。この確率分布は次のようになり，この分布は一様分布とよばれます。

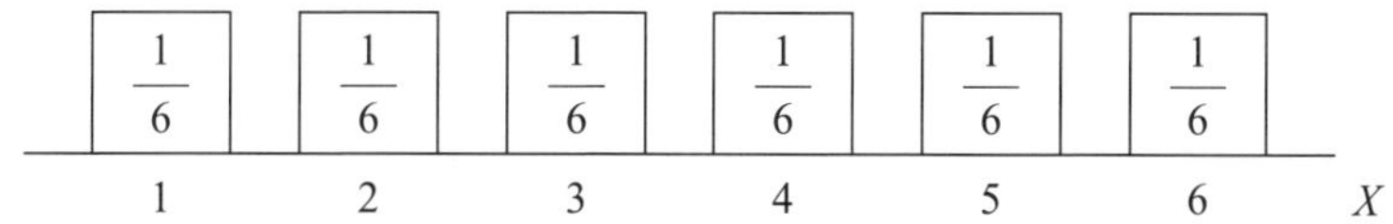

X は一様分布ですが，何個もさいころを投げたときの目の平均 $\overline{X}$ は，定理 1.7（中心極限定理）から次のような正規分布に近づきます。

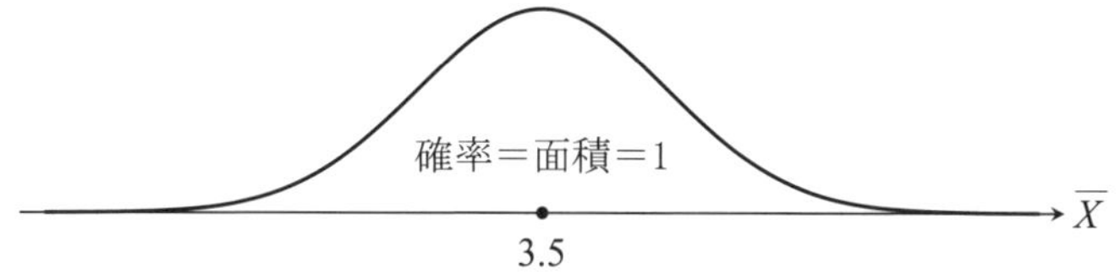

つまり，もとの X の分布がどんな分布でも標本平均 $\overline{X}$ は正規分布に近づきます。確率分布では図形の面積が確率を表します。全部の確率は 1 ですから，この図形の面積は 1 です。この章では確率変数の期待値，分散を求め，二項分布，ポアソン分布，正規分布を説明します。

［キーワード］

順列，組合せ，確率変数，二項分布，ポアソン分布，正規分布

2.1　順列・組合せ・確率の基本

2.1.1　n 人のうち r 人並べる順列の数 $_n\mathrm{P}_r$

[定理 2.1]　n 人のうち r 人並べる順列の数

$$_n\mathrm{P}_r = n \cdot (n-1) \cdot \cdots \cdot (n-r+1) \tag{2.1}$$

5 人のうち 2 人並べる順列の数 $_5\mathrm{P}_2$ を求めてみましょう。

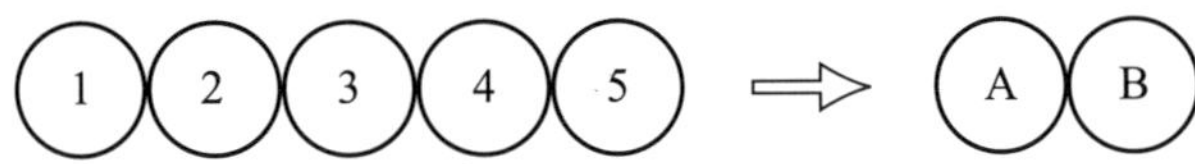

右辺にある A の並び方は 5 人いるので 5 通り，次の B は 4 人残っているので 4 通りですから

$_5\mathrm{P}_2$ ＝ (5通り) × (4通り) ＝ 20通り

となります。とくに，5 人すべてを並べる順列の数は

$$_5\mathrm{P}_5 = 5 \times 4 \times 3 \times 2 \times 1 = 5! = 120 \tag{2.2}$$

です。ただし

$$0! = 1 \tag{2.3}$$

と定義します。つまり，0 人並べる順列の数は並ばないという順列の 1 通りだけであるとするわけです。

2.1.2　n 人のうち r 人選ぶ組合せの数 $_n\mathrm{C}_r$

[定理 2.2]　n 人のうち r 人選ぶ組合せの数 $_n\mathrm{C}_r$

$$_n\mathrm{C}_r = \frac{n!}{r!(n-r)!} \tag{2.4}$$

5 人のうち 2 人選ぶ組合せの数 $_5\mathrm{C}_2$ を求めてみましょう。5 人のうち 2 人を並べる順列の数は $_5\mathrm{P}_2 = 5 \times 4$ でした。

さて，順列 $_5\mathrm{P}_2$ では AB と BA は異なる順列ですが，組合せとしては両方とも A, B という同じ組合せです。組合せ A, B の並べ方（順列）は $_2\mathrm{P}_2 = 2 \times 1$ です。 よって 5 人から 2 人選ぶ方法の数 $_5\mathrm{C}_2$ に $_2\mathrm{P}_2 = 2 \times 1$ を掛けると $= {}_5\mathrm{P}_2$ ですから

図 2.1　${}_5\mathrm{P}_2$ では $A \cdot B$, $B \cdot A$ は異なる

$$
{}_5\mathrm{C}_2 = \frac{{}_5\mathrm{P}_2}{{}_2\mathrm{P}_2} = \frac{5 \times 4}{2 \times 1} = 10 \tag{2.5}
$$

となります。また，次のように求めることもできます。

$$
{}_5\mathrm{C}_2 = \frac{5 \times 4}{2 \times 1} = \frac{5 \times 4 \times 3 \times 2 \times 1}{(2 \times 1) \cdot (3 \times 2 \times 1)} = \frac{5!}{2! \cdot 3!} = 10
$$

となります。一方，この値は

$$
{}_5\mathrm{C}_3 = \frac{5 \times 4 \times 3}{3 \times 2 \times 1} = \frac{5!}{3! \cdot 2!} = 10
$$

と同じです。つまり，5 人中 2 人選ぶ組合せの数は $5 - 2 = 3$ 人残す組合せの数と同じになります。

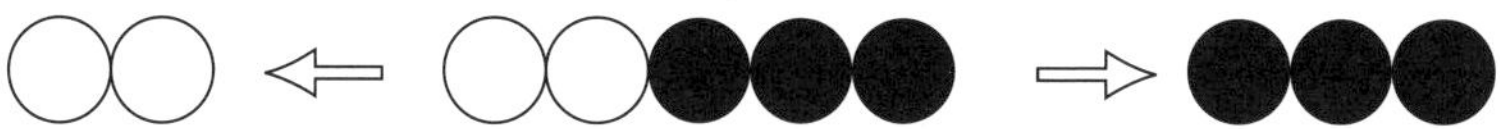

図 2.2　左 ${}_5\mathrm{C}_2$ と右 ${}_5\mathrm{C}_3$ は同じ

同様にして

$$
{}_n\mathrm{C}_r = {}_n\mathrm{C}_{n-r} \tag{2.6}
$$

となります。とくに

$$
{}_n\mathrm{C}_n = {}_n\mathrm{C}_0 = 1 \tag{2.7}
$$

です。

問題 2.1　次の値を求めなさい。

(1) ${}_6\mathrm{C}_1$　(2) ${}_6\mathrm{C}_2$　(3) ${}_6\mathrm{C}_5$　(4) ${}_6\mathrm{C}_6$　(5) ${}_6\mathrm{C}_0$

2.1.3　確率の基本

全体集合 X の部分集合 $A \subset X$ を **事象**と考えます。X の要素 x が A に属するとき，$x \in A$ と書きます。全体集合 X の要素のうち，集合 A に属さない要素の集合を A の補集合 $A^c = X \setminus A = \{x \in X | x \notin A\}$ と書きます（図 2.3）。空集合 $\emptyset$ とは $\emptyset = X^c = X \setminus X$ のことで要素がありません。

事象
event

補集合
complement

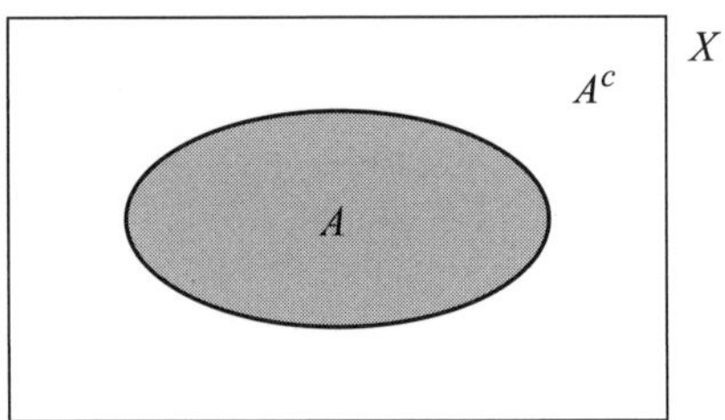

図 **2.3**　ベン図（A と A^c の関係）

共通集合 $A\cap B$ は A, B 両方に入っている要素の集合で，**和集合** $A\cup B$ は A または B のいずれかに入っている要素の集合です。

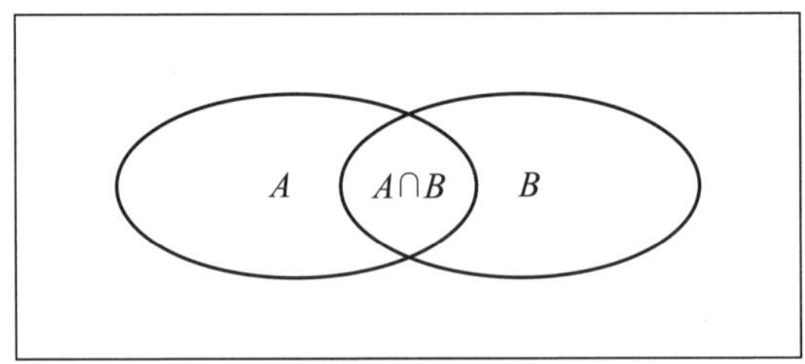

図 **2.4**　共通集合 $A\cap B$

[定義 2.3]　写像 $P:\{A\}\to P(A)\in[0,1]$ が確率であるとは，次を満たすことです。

$$0\leqq P(A)\leqq 1,\quad P(X)=1,\quad P(\emptyset)=0 \tag{2.8}$$

$$P(A^c)=1-P(A) \tag{2.9}$$

$$P(A\cup B)=P(A)+P(B)-P(A\cap B) \tag{2.10}$$

$P(A)$ を A が起きる確率といいます。とくに，$A\cap B=\emptyset$ のとき

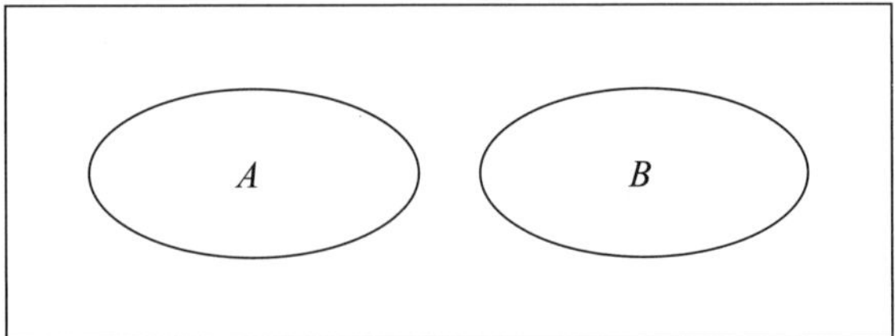

図 **2.5**　A と B が排反の場合

となって，A, B は同時に起こらないので **排反** であるといいます。このときは $P(\emptyset)=0$ ですから

$$P(A\cup B)=P(A)+P(B) \tag{2.11}$$

となります。

[定義 2.4] 事象 A が起こったという条件のもとで B が起きる確率を $P_A(B)$ で表し，事象 A が起きたときの B の条件付確率といい，次のように定めます。

$$P_A(B) = \frac{P(A \cap B)}{P(A)} \tag{2.12}$$

よって，次の **積公式** が得られます。

[定理 2.5]　積公式

$$P(A \cap B) = P(A) \cdot P_A(B) \tag{2.13}$$

よって

A，B 共に起きる確率 $=$ A が起きる確率 $\times$ A が起きたときの B が起きる確率

となります。

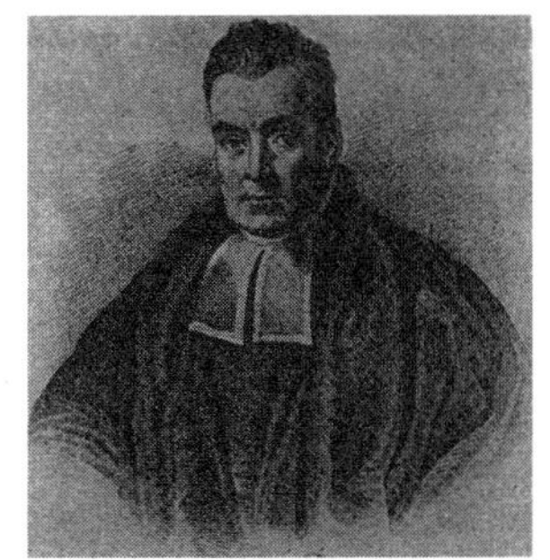

Bayes, R. T. (1701–1761 年)
統計学の発展に寄与。牧師

■ ベイズの定理

がん検診はがんを早期発見するために行われます。高齢になるとがんになる確率は高くなります。対象者全員を精密検査すると時間も費用もかさむので，簡便ながん検診を行い，陽性と判定された人を精密検査します。ここで事象 A は「がんを発現すること」，B は「陽性と判定されること」としましょう。次は，がん検診で陽性 B と判定された人ががん A である確率 $P_B(A)$ を求める式で，**ベイズの定理**とよばれます。

ベイズの定理
Bayes's theorem

[定理 2.6]　ベイズの定理

$$P_B(A) = \frac{P(A) \cdot P_A(B)}{P(A) \cdot P_A(B) + P(A^c) \cdot P_{A^c}(B)} \tag{2.14}$$

[証明] B を $A \cap B$，$A^c \cap B$ という 2 つの排反事象に分けると

$$\begin{aligned} P_B(A) &= \frac{P(A \cap B)}{P(B)} = \frac{P(A \cap B)}{P(A \cap B) + P(A^c \cap B)} \\ &= \frac{P(A) \times P_A(B)}{P(A) \times P_A(B) + P(A^c) \times P_{A^c}(B)} \end{aligned}$$

□

【例題 2.1】 あるがんの発現率を $P(A) = 0.001$ としましょう。このがん検診の信頼度は

$$\textbf{感度} = P_A(B) = 0.95 \quad \text{：がん} A \text{の人が陽性} B \text{となる確率}$$
$$\textbf{特異度} = P_{A^c}(B^c) = 0.95 \quad \text{：がんでない} A^c \text{人が陰性} B^c \text{となる確率}$$

で与えられます。この場合 $P_B(A)$ は

$$\begin{aligned} P_B(A) &= \frac{P(A) \times P_A(B)}{P(A) \times P_A(B) + P(A^c) \times P_{A^c}(B)} \\ &= \frac{0.001 \times 0.95}{0.001 \times 0.95 + (1 - 0.001) \times (1 - 0.95)} = 0.018664 \end{aligned}$$

となります。この値が小さいと思いますか。理想的には感度，特異度を1にできれば $P_B(A) = 1$ となりますが，それは非現実的でしょう。

問題 2.2　感度，特異度を 0.99 として $P_B(A)$ を小数第 3 位まで求めよ。

2.2 確率変数

確率変数
random variable

確率
probability

確率変数 X とは，変数 X のとる値 x_j に対し，X が x_j となる確率 $P(X = x_j) = p_j$ が与えられていることをいいます。

投げたとき表が出る確率が p のコインがあったとしましょう。

このコインを $n = 1$ 枚投げたとき，表が出るコインの枚数を X とすると，もし投げたコインが表なら $X = 1$, 裏なら $X = 0$ です。したがって，表の枚数 X は確率変数で $P(X = 1) = p, P(X = 0) = 1 - p$ となります（図 2.6）。

期待値
expectation

■ 確率変数の期待値

［定義 2.7］　期待値

確率変数 X の期待値 $E(X)$ は次の式で定めます。

$$E(X) = \sum x_j p_j \tag{2.15}$$

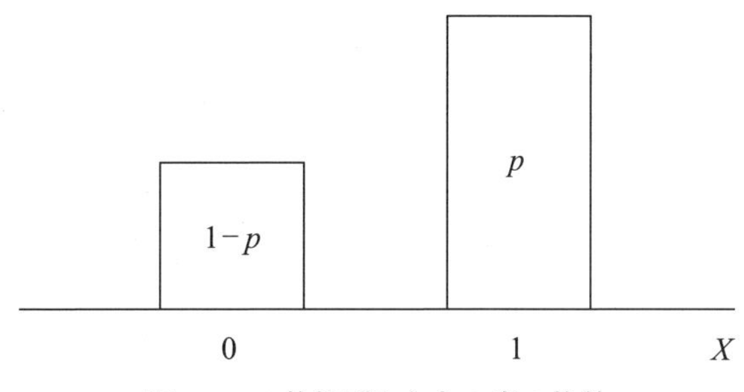

図 2.6　1 枚投げたときの表の枚数

このコインの例でいえば

$$E(X) = 0 \times (1-p) + 1 \times p = p \text{ 枚}$$

となります。これは，表になる確率 p のコインを $n = 1$ 枚投げたとき，表は平均 p 枚でることを表します。したがって，期待値とは平均のことです。一般に $f(X)$ の期待値は

$$E(f(X)) = \sum f(x_j)p_j \tag{2.16}$$

です。

■ 確率変数の分散

分散 $V(X)$ とは，$(X - E(X))^2$ の期待値のことです。$E(X) = p$ でしたから $V(X)$ は 式 (2.16) から，

分散
variance
ばらつき

[定義 2.8]　分散

$$V(X) = \sum (x_j - p)^2 p_j \tag{2.17}$$
$$= (0-p)^2(1-p) + (1-p)^2 p = p(1-p) \text{ 枚}^2$$

となります。また，標準偏差は

$$\sigma(X) = \sqrt{V(X)} = \sqrt{p(1-p)} \text{ 枚} \tag{2.18}$$

です。

■ $aX + b$ の期待値・分散

確率変数 $aX + b$ を考えます。$X = x_j$ となる確率は p_j で $\sum p_j = 1$ ですから，期待値は式 (2.16) から

$$E(aX+b) = \sum(ax_j+b)p_j \tag{2.19}$$
$$= a\sum x_j p_j + b\sum p_j = aE(X)+b$$

となります。分散は

$$V(aX+b) = \sum\left(ax_j+b-(aE(X)+b)\right)^2 p_j \tag{2.20}$$
$$= a^2\sum\left(x_j-E(X)\right)^2 p_j = a^2V(X)$$

です。よって標準偏差は

$$\sigma(aX+b) = \sqrt{V(aX+b)} = \sqrt{a^2V(X)} = |a|\sigma(X)$$

となります。

■ 標準化

確率変数 X は期待値 $E(X)=\mu$, 標準偏差 $\sigma(X)=\sigma$ とします。次式の t を X の**標準化**といいます。

[定義 2.9]　標準化

確率変数 X の期待値を $E(X)=\mu$, 分散を $V(X)=\sigma^2$ とする。X の標準化 t とは

$$t = \frac{X-\mu}{\sigma} \tag{2.21}$$

のことである。

このとき t は期待値 $E(t)=0$, 分散 $E(t)=1$ を満たします。つまり，標準化の目的は平均を 0，分散を 1 にすることです。標準化すると，他の確率変数と比較することができるようになります。検定では状況に応じてさまざまな標準化 t が工夫されています。

[証明]　式 (2.19), (2.20) から

$$E(t) = \frac{E(X-\mu)}{\sigma} = \frac{E(X)-\mu}{\sigma} = \frac{\mu-\mu}{\sigma} = 0$$
$$V(t) = \frac{V(X-\mu)}{\sigma^2} = \frac{V(X)}{\sigma^2} = \frac{\sigma^2}{\sigma^2} = 1$$

□

■ 事象の独立

事象 A, B の個数（または確率）が次のようになったとします。

	B	B^c	計
A	a	b	$a+b$
A^c	c	d	$c+d$
計	$a+c$	$b+d$	$a+b+c+d$

［定義 2.10］　事象の独立

事象 A, B が独立であるとは次が成り立つことです。

$$P(B) = \frac{a+c}{a+b+c+d} = \frac{a}{a+b} = P_A(B) \tag{2.22}$$

つまり B の起きる確率は A が起きても同じということです。このとき

$$P(B) = \frac{a+c}{a+b+c+d} = \frac{c}{c+d} = P_{A^c}(B) \tag{2.23}$$

が成り立ちます。つまり，B の起きる確率は A が起きなくても同じです。

［証明］　式 (2.19) から

$$0 = (a+b)(c+d) - a(a+b+c+d) = ad - bc$$

となります。よって

$$\begin{aligned} P(B) - P_{A^c}(B) &= \frac{a+c}{a+b+c+d} - \frac{c}{c+d} \\ &= \frac{(a+c)(c+d) - c(a+b+c+d)}{(a+b+c+d)(c+d)} \\ &= \frac{ad-bc}{(a+b+c+d)(c+d)} = 0 \end{aligned}$$

となります。□

【例題 2.2】

ジョーカーを抜いた 52 枚のカードを考えます。ここから 1 枚カードを引くときハートであるという事象を A, エースであるという事象を B, スペードであるという事象を C とします。

1. $P(B) = \dfrac{4}{52}, P_A(B) = \dfrac{1}{13}, P_{A^c}(B) = \dfrac{3}{39}$ なので A, B は独立です。
2. $P(C) = \dfrac{13}{52}, P_A(C) = \dfrac{0}{13}, P_{A^c}(C) = \dfrac{13}{39}$ なので A, C は独立でありません。

事象 A, B が独立なら，$P_A(B) = P(B)$ なので次が成り立ちます（独立な場合の積公式)。

[定理 **2.11**]　独立な場合の積公式

$$P(A\cap B)=P(A)\cdot P(B) \tag{2.24}$$

■ 独立な確率変数

確率変数 X, Y が独立であるとは，各値 x_j, y_j について式 (2.24) が成り立つ，つまり

$$P(X=x_i, Y=y_j)=P(X=x_i)P(y=y_j) \tag{2.25}$$

となるときをいいます。

[定理 **2.12**]　確率変数 X, Y に対して次が成り立ちます。

(1) $E(aX+bY+c)=aE(X)+bE(Y)+c$　(2.26)

(2) X, Y が独立なら $E(XY)=E(X)E(Y)$　(2.27)

(3) X, Y が独立なら共分散 $E\left((X-E(X))(Y-E(Y))\right)=0$　(2.28)

(4) X, Y が独立なら $V(X+Y)=V(X)+V(Y)$　(2.29)

(5) X, Y が独立なら $V(aX+bY+c)=a^2V(X)+b^2V(Y)$　(2.30)

[証明]　(1) $P(X=x_i, Y=y_j)=p_{ij}$ とおくと

$$\begin{aligned}\text{左辺}&=\sum_{i,j}(ax_i+by_j+c)p_{ij}\\&=a\sum_i\left(x_i\sum_j p_{ij}\right)+b\sum_j\left(y_j\sum_i p_{ij}\right)+c\sum_{i,j}p_{ij}\end{aligned}$$

となります。ここで

$$\sum_{i,j}p_{ij}=1,\quad \sum_j p_{ij}=P(X=x_i),\quad \sum_i p_{ij}=P(Y=y_j)$$

なので

$$\text{左辺}=a\sum_i x_iP(X=x_i)+b\sum_j y_jP(Y=y_j)+c\cdot 1=\text{右辺}$$

(2)

$$\begin{aligned}\text{左辺}&=\sum_{i,j}x_iy_jp_{ij}=\sum_{i,j}x_iy_jP(X=x_i)P(Y=y_j)\\&=\sum_i x_iP(X=x_i)\sum_j y_jP(Y=y_j)=\text{右辺}\end{aligned}$$

(3) 式 (2.26), (2.27) が成り立つことに注意すれば

$$
\begin{aligned}
左辺 &= E\left(XY - E(X)Y - XE(Y) + E(X)E(Y)\right) \\
&= E(X)E(Y) - E(X)E(Y) - E(X)E(Y) \\
&\quad + E(X)E(Y) = 0
\end{aligned}
$$

(4) 式 (2.26)～(2.28) が成り立つことに注意すれば

$$
\begin{aligned}
左辺 &= E\left((X + Y - E(X) - E(Y))^2\right) \\
&= E\left((X - E(X))^2\right) + 2E\left((X - E(X))(Y - E(Y))\right) \\
&\quad + E\left((Y - E(Y))^2\right) \\
&= V(X) + 0 + V(Y) = 右辺
\end{aligned}
$$

(5) 式 (2.29) が成り立つことに注意すれば

$$
左辺 = V(aX + bY) = V(aX) + V(bY) = a^2V(X) + b^2V(Y)
$$

□

■ 標本合計の期待値・分散

母平均 μ, 母分散 σ^2 である母集団から n 個の標本 X_1, X_2, $\cdots$, X_n を無作為抽出します（図 2.7）。各標本は独立で $E(X_j) = \mu, V(X_j) = \sigma^2$ です。

このとき標本合計

$$
X = \sum X_j = X_1 + X_2 + \cdots + X_n \tag{2.31}
$$

の期待値は, 定理 2.12 より

$$
E(X) = E(X_1) + E(X_2) + \cdots + E(X_n) = \mu + \mu + \cdots + \mu = n\mu \tag{2.32}
$$

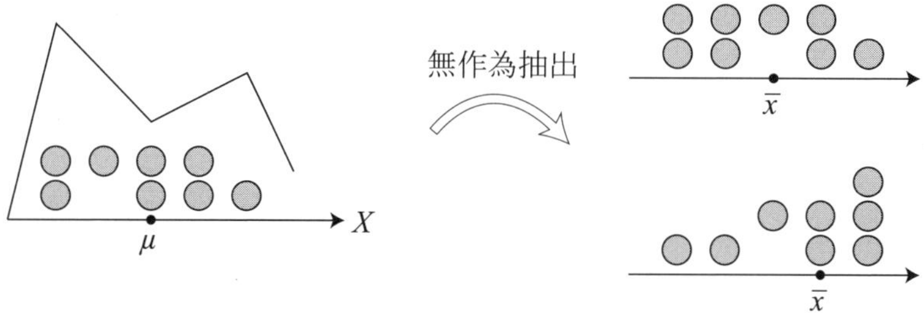

図 2.7　母集団から標本を無作為抽出

分散は

$$V(X) = V(X_1) + V(X_2) + \cdots + V(X_n) = \sigma^2 + \sigma^2 + \cdots + \sigma^2 = n\sigma^2 \tag{2.33}$$

となります。また標準偏差は

$$\sigma(X) = \sqrt{V(X)} = \sqrt{n}\sigma \tag{2.34}$$

です。

■ 標本平均の期待値・分散

標本平均は $\overline{X} = \dfrac{X_1 + X_2 + \cdots + X_n}{n} = \dfrac{X}{n}$ ですから，期待値は

$$E(\overline{X}) = \frac{E(X)}{n} = \frac{n\mu}{n} = \mu, \tag{2.35}$$

分散は

$$V(\overline{X}) = \frac{V(X)}{n^2} = \frac{n\sigma^2}{n^2} = \frac{\sigma^2}{n} \tag{2.36}$$

となります。とくに $\overline{X}$ の標準偏差

$$\sigma(\overline{X}) = \sqrt{\frac{\sigma^2}{n}} = \frac{SD}{\sqrt{n}} \tag{2.37}$$

を **標準誤差** SE といい，標本平均 $\overline{X}$ のばらつきを表します。

標準誤差
standard error

■ 標本平均の差の期待値・分散

標本 X_1, X_2, $\cdots$, X_{n_1} は母平均 μ_1，母分散 σ_1^2 の母集団，標本 $Y_1, Y_2, \cdots, Y_{n_2}$ は母平均 μ_2，母分散 σ_2^2 の母集団から無作為抽出され，すべて独立とします。

[定理 2.13]　このとき標本平均

$$\overline{X} = \frac{X_1 + X_2 + \cdots + X_{n_1}}{n_1}, \quad \overline{Y} = \frac{Y_1 + Y_2 + \cdots + Y_{n_2}}{n_2}$$

の差 $\overline{X} - \overline{Y}$ の期待値は，定理 2.12 より

$$E(\overline{X} - \overline{Y}) = E(\overline{X}) - E(\overline{Y}) = \mu_1 - \mu_2 \tag{2.38}$$

分散は

$$V(\overline{X} - \overline{Y}) = 1^2 V(\overline{X}) + (-1)^2 V(\overline{Y}) = \frac{\sigma_1^2}{n_1} + \frac{\sigma_2^2}{n_2} \tag{2.39}$$

標準偏差は

$$\sigma(\overline{X}-\overline{Y})=\sqrt{\frac{\sigma_1^2}{n_1}+\frac{\sigma_2^2}{n_2}} \tag{2.40}$$

です。

2.3 二項分布

表が出る確率 p のコインを n 枚投げたとき，表が出たコインが X 枚だったとします。確率変数 X の確率分布を**二項分布** $B(n,p)$ といいます。$n=1$ 枚のとき，二項分布 $B(1,p)$ は図 2.8 のようになります。

二項分布
binomial distribution

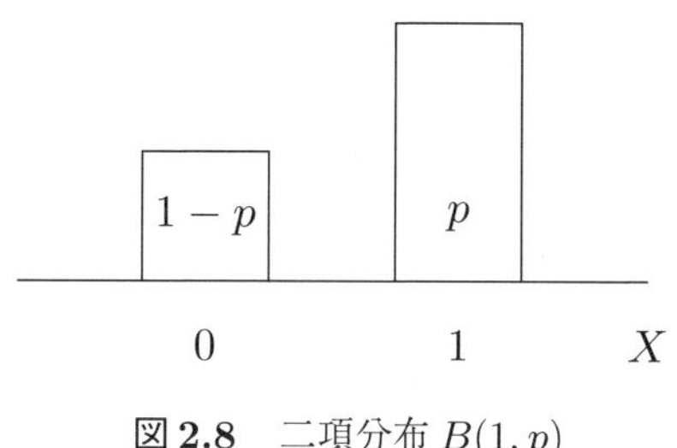

図 2.8 二項分布 $B(1,p)$

式 (2.15), (2.17) から期待値は $E(X)=p$, 分散は $V(X)=p(1-p)$ です。

n 枚のコインを投げたとき，j 番目のコインについて表が出る枚数（0 か 1）を X_j とします。n 枚のコインのうち，表が出たコインの合計枚数は $X=X_1+X_2+\cdots+X_n$ です。各 X_j は独立なので定理 2.12 より

$$\begin{aligned}E(X)&=E(X_1)+E(X_2)+\cdots+E(X_n) \qquad (2.41)\\&=p+p+\cdots+p=np\end{aligned}$$

$$\begin{aligned}V(X)&=1^2\cdot V(X_1)+1^2\cdot V(X_2)+\cdots+1^2\cdot V(X_n) \qquad (2.42)\\&=p(1-p)+p(1-p)+\cdots+p(1-p)=np(1-p)\end{aligned}$$

$$\sigma(X)=\sqrt{V(X)}=\sqrt{np(1-p)} \tag{2.43}$$

となります。また，出現比率 $\overline{X}=\dfrac{X}{n}=\dfrac{X_1+X_2+\cdots+X_n}{n}$ は

$$E(\overline{X})=\frac{E(X)}{n}=\frac{np}{n}=p \tag{2.44}$$

$$V(\overline{X})=\frac{V(X)}{n^2}=\frac{np(1-p)}{n^2}=\frac{p(1-p)}{n} \tag{2.45}$$

$$\sigma(\overline{X})=\sqrt{V(\overline{X})}=\sqrt{\frac{p(1-p)}{n}} \tag{2.46}$$

となります。

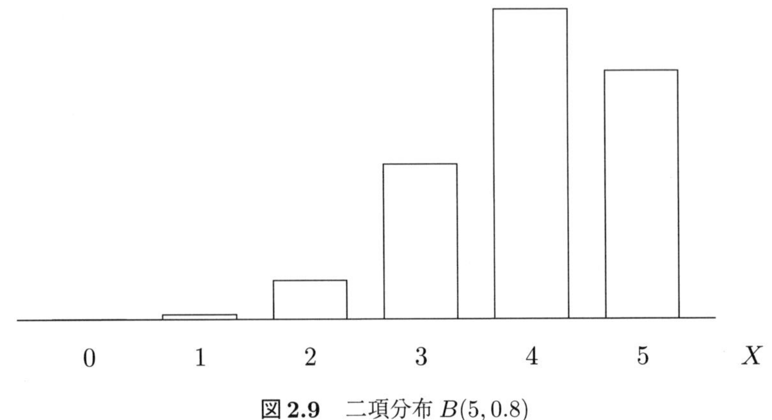

図 2.9　二項分布 $B(5, 0.8)$

たとえば，表になる確率 $p = 0.8$ のコインを $n = 5$ 枚投げたとします。このとき表の出現枚数 X の分布は二項分布 $B(5, 0.8)$ といい，図 2.9 のようになります。

ここでは $p = 0.8$ なので右に偏っていますが，もし $p = 0.5$ なら，左右対称です。この場合

$$E(X) = np = 5 \times 0.8 = 4$$
$$V(X) = np(1-p) = 5 \times 0.8 \times 0.2 = 0.8$$

です。また X の値は 0, 1, $\cdots$, 5 という離散量ですから，二項分布は離散分布です。

[**注 1. 不偏推定量**] 式 (2.35) から標本平均 $\overline{X}$ の期待値は母平均 μ になるので，このことを標本平均 $\overline{X}$ は母平均 μ の不偏推定量であるといいます。

[**注 2. 不偏分散の期待値**] $E(s^2) = \sigma^2$ を証明します。この証明は他の場所では使いませんので省略してもいいです。母平均 μ, 母分散 σ^2 である母集団から n 個の標本 $X_1, X_2, \cdots, X_n$ を無作為抽出します。各標本は独立で $E(X_j) = \mu, V(X_j) = \sigma^2$ です。標本平均を $\overline{X}$ とおくと不偏分散は

$$s^2 = \frac{(X_1 - \overline{X})^2 + (X_2 - \overline{X})^2 + \cdots + (X_n - \overline{X})^2}{n-1}$$

でした。まず

$$\begin{aligned}\sum_{j=1}^{n}(X_j - \mu) &= (X_1 - \mu) + (X_2 - \mu) + \cdots + (X_n - \mu)\\ &= X_1 + X_2 + \cdots + X_n - n\mu = n(\overline{X} - \mu)\end{aligned}$$

となります。よって

$$\begin{aligned}\sum_{j=1}^{n}\left(X_j - \overline{X}\right)^2 &= \sum_{j=1}^{n}\left((X_j - \mu) - \left(\overline{X} - \mu\right)\right)^2\\ &= \sum_{j=1}^{n}\left((X_j - \mu)^2 - 2(X_j - \mu)\left(\overline{X} - \mu\right) + \left(\overline{X} - \mu\right)^2\right)\\ &= \sum_{j=1}^{n}(X_j - \mu)^2 - 2\left(\overline{X} - \mu\right)\sum_{j=1}^{n}(X_j - \mu) + \sum_{j=1}^{n}\left(\overline{X} - \mu\right)^2\end{aligned}$$

次に，$X=0,\ 1,\ \cdots,\ 5$ となる確率を求めましょう。

$P(X=5)$ は表が 5 枚出る確率で，表の確率は 0.8 ですから

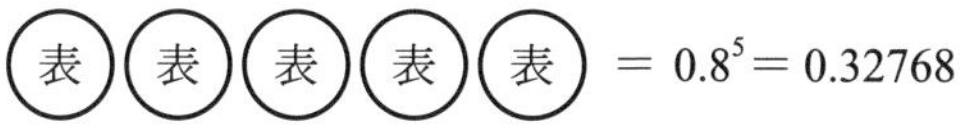

表 表 表 表 表 $= 0.8^5 = 0.32768$

図 **2.10**　5 枚とも表の確率

となります。$P(X=4)$ は表が 4 枚，裏が 1 枚出る確率ですから

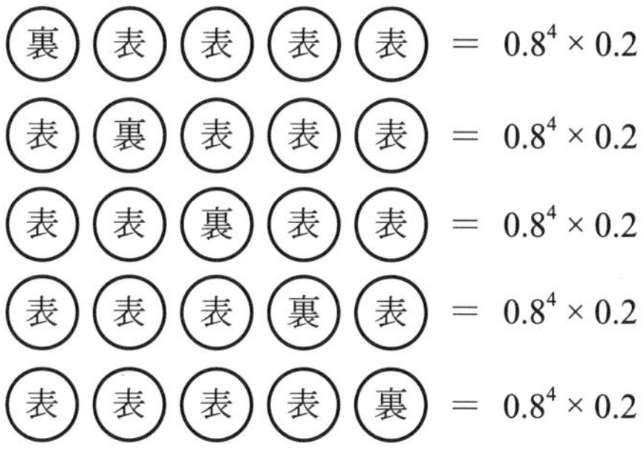

裏 表 表 表 表 $= 0.8^4 \times 0.2$

表 裏 表 表 表 $= 0.8^4 \times 0.2$

表 表 裏 表 表 $= 0.8^4 \times 0.2$

表 表 表 裏 表 $= 0.8^4 \times 0.2$

表 表 表 表 裏 $= 0.8^4 \times 0.2$

図 **2.11**　表 4 枚，裏 1 枚の確率

の合計になります。つまり，表 4 枚裏 1 枚が出る確率 $0.8^4 \times 0.2$ に，5 枚中 4 枚表となる組合せの数 ${}_5\mathrm{C}_4$ を掛けて

$$P(X=4) = {}_5\mathrm{C}_4 \times 0.8^4 \times 0.2 = 0.4096 \tag{2.47}$$

となります。

$$= \sum_{j=1}^{n} (X_j - \mu)^2 - 2\left(\overline{X} - \mu\right) \cdot n(\overline{X} - \mu) + n\left(\overline{X} - \mu\right)^2$$
$$= \sum_{j=1}^{n} (X_j - \mu)^2 - n\left(\overline{X} - \mu\right)^2$$

となります。ここで

$$E\left(\left(\overline{X} - \mu\right)^2\right) = V\left(\overline{X}\right) = \frac{\sigma^2}{n}$$

ですから

$$E\left(\sum_{j=1}^{n}\left(X_j - \overline{X}\right)^2\right) = \sum_{j=1}^{n} E\left((X_j - \mu)^2\right) - nE\left(\left(\overline{X} - \mu\right)^2\right)$$
$$= \sum_{j=1}^{n} \sigma^2 - n\frac{\sigma^2}{n} = n\sigma^2 - \sigma^2 = (n-1)\sigma^2$$

となります。両辺を $n-1$ で割ると

$$E(s^2) - E\left(\frac{\sum_{j=1}^{n}\left(X_j - \overline{X}\right)^2}{n-1}\right) = \frac{(n-1)\sigma^2}{n-1} = \sigma^2$$

です。したがって，不偏分散 s^2 は母分散 σ^2 の不偏推定量です。

問題 2.3　$P(X=3)$ を求めなさい。

【解答】　$P(X=3) = {}_5\mathrm{C}_3 \times 0.8^3 \times 0.2^2 = 0.2048$

［注意］ X が $B(n,p)$ に従うとき

$$P(X=k) = {}_n\mathrm{C}_k p^k (1-p)^{n-k} \tag{2.48}$$

です。また，エクセルの場合 $P(X=3)$ は "=BINOMDIST(3, 5, 0.8, FALSE)", $P(X \leqq 3)$ は "= BINOMDIST(3, 5, 0.8, TRUE)" と入力します。

2.4　ポアソン分布

ポアソン分布
Poisson distribution

二項分布 $B(n,p)$ で，$E(X)=np=\lambda$ を固定し $n \to \infty$ とした分布を**ポアソン分布**といいます。このとき λ を固定し $n \to \infty$ としたのですから

$$p = \lambda/n \to 0 \tag{2.49}$$

$$E(X) = np = \lambda \to \lambda \tag{2.50}$$

$$V(X) = np(1-p) \to \lambda(1-0) = \lambda \tag{2.51}$$

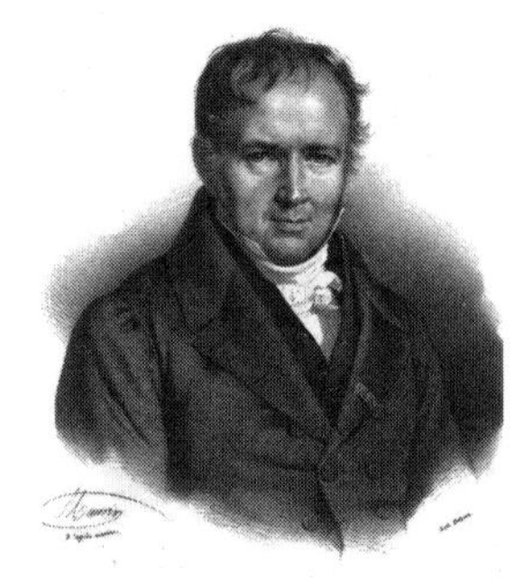

Poisson, S.D.（1781–1840 年）
数学者，物理学者

となります。よってポアソン分布は平均 λ, 分散 λ ですので $P(\lambda)$ と表します。p は 0 に近いので，ポアソン分布は稀に起きる事象の出現度数の分布です。ロシアの軍隊で馬に蹴られて死亡する兵士の人数がポアソン分布の最初の例でした。つまり，起きる確率は小さいが長い間には必ず起きるような事象です。交通事故で亡くなる確率，がんになる確率なども小さいですね。ですから実は日常生活でよく出てくる分布です。X の値は $X=0,\ 1,\ 2,\ \cdots$ という離散量ですから，ポアソン分布 $P(\lambda)$ は離散分布です。次はポアソン分布 $P(2)$ です。

2.4.1　確率が 0 に関する注意

起きる確率がほとんど $p=0$ なのに，起きる人が 1 人となる確率が $P(X=1)=0.271 \neq 0$ となるのはおかしいと思うかもしれません。事象 A が起きなければ，A は空事象 $\emptyset$ ですから起きる確率は $P(\emptyset)=0$ です。しかし，起きる確率が $P(A)=0$ なら $A=\emptyset$, つまり A は起こらないと考えるのは間違いです。全体集合が有限個ならこのようなことはないのですが，無限個の場合にはあり得ます。たとえば，袋の中に無限個の数があって，そのなかの 1 を取り出す事象 $A=\{1\}$ を考えましょう。 $A \neq \emptyset$

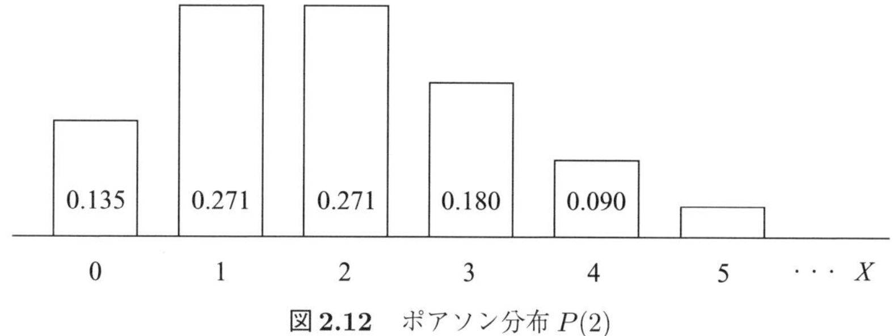

図 **2.12** ポアソン分布 $P(2)$

ですが，1 を取り出す確率は $P(A) = 1/\infty = 0$ です。正規分布の説明が 2.5 節にありますが，正規分布は連続分布で確率 $P(a \leqq X \leqq b)$ は区間 $[a, b]$ 上の面積で与えられます。この場合も 1 点の確率は $P(X = a) = 0$ です。つまり，起きる確率が 0 でも起きることがあるのは不思議ではありません。

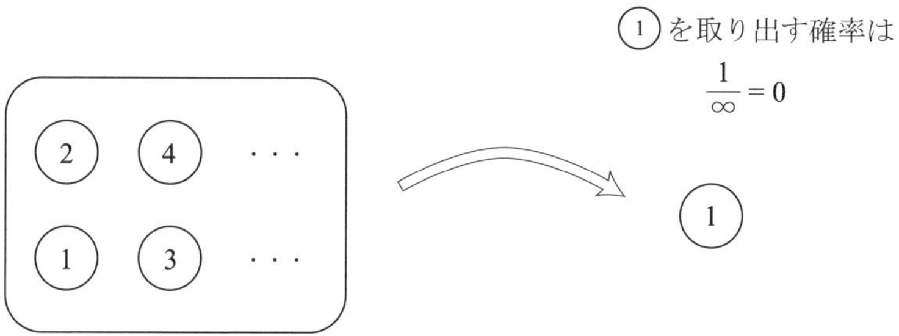

図 **2.13** 確率 0 でも起きる

2.4.2 ポアソン分布の確率

ポアソン分布 $P(\lambda)$ の確率は

$$P(X = k) = e^{-\lambda}\frac{\lambda^k}{k!} \qquad \text{ただし}, k = 0, 1, 2, 3, \cdots \tag{2.52}$$

です。ここで，e はネピア数とよばれ

$$\lim_{x \to 0}(1 + x)^{\frac{1}{x}} = e = 2.71828\cdots \tag{2.53}$$

で定義されます。指数関数の代表は $y = f(x) = e^x$ で，この逆関数を自然対数

$$x = f^{-1}(y) = \log_e y \ (= \ln y) \tag{2.54}$$

といいますので e を自然対数の底ともいいます（本末転倒のようですが）。式 (2.53) で $k = 0$ の場合

$$P(X=0)=e^{-\lambda}\frac{\lambda^0}{0!}=e^{-\lambda}$$

を証明しましょう。

二項分布 $B(n,p)$ の場合，$X=0$ はコインを n 枚投げて表が 0 枚（n 枚すべて裏）のことです。よって，確率は $(1-p)^n$ です。$x=-p=-\lambda/n\to 0$ と考えると，式 (2.54) より

$$P(X=0)=(1-p)^n=(1-p)^{\frac{\lambda}{p}}=\left\{(1+(-p))^{\frac{1}{-p}}\right\}^{-\lambda}\ \to\ e^{-\lambda}$$

となります。$k\neq 0$ の場合も同様です。

【例題 2.3】 ある市の毎月の交通事故死亡者数は平均 1 人である。今月死亡者数が 0 人となる確率を小数第 2 位まで求めなさい。

【解答】 平均 $\lambda=1$ のポアソン分布で近似すると，式 (2.53) から

$$P(X=0)=e^{-1}=0.3678794\cdots$$

となります。もし，人口が 100 万人の都市なら死亡する割合は $p=1/1,000,000$ ですので，二項分布を用いて

$$P(X=0)=(1-p)^{1000000}=(1-1/1000000)^{1000000}=0.3678793\cdots$$

となります。こちらの方が正しい解ですが，両者を比べるとポワソン分布でも十分近似できていることがわかります。とはいえ，二項分布だと手計算は無理です。

2.5 正規分布

正規分布
normal distribution

表が出る確率が p のコインを n 枚投げたとき，表の出現比率 $\overline{X}$ の期待値と分散は $E(\overline{X})=p$, $V(\overline{X})=\dfrac{p(1-p)}{n}$ でした。よって，出現比率 $\overline{X}$ の標準化は

$$t=\frac{\overline{X}-p}{\sqrt{\dfrac{p(1-p)}{n}}} \tag{2.55}$$

となります。したがって，期待値 $E(t)=0$, 分散 $V(t)=1$ です。ここで $n\to\infty$ とした分布を**標準正規分布** $N(0,1)$ といいます（図 2.14）。また $f(t)$ は**確率密度関数**とよばれます。

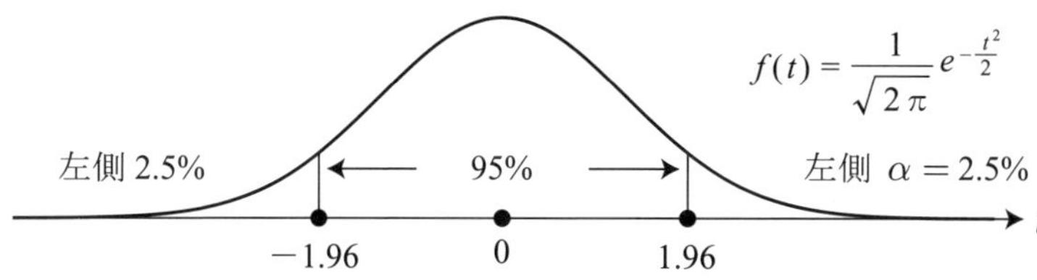

図 2.14　標準正規分布 $N(0,1)$

次は，$N(0,1)$ の右側確率 α と右側 α 点 $z(\alpha) : \alpha = P(z(\alpha) \leqq t)$ の表です。

α	1	0.5	0.05	0.025	0.023	0.00135	0
$z(\alpha)$	$-\infty$	0	1.64	1.96	2	3	∞

ここにある値はよく使う値です。とくに $z(0.025) = 1.96$ となること，つまり

$$0.025 = P(1.96 \leqq t) \tag{2.56}$$

は大事です。なぜなら，正規分布は左右対称なので

$$P(-1.96 \leqq t \leqq 1.96) = 1 - 2 \times P(1.96 \leqq t) = 1 - 0.05 = 0.95 \tag{2.57}$$

となって全体の 95 % が $[-1.96, 1.96]$ にあるからです。なぜ 95 % が大事なのかは「推定，検定」で説明しますが，100 % が $(-\infty, \infty)$ にあることは当然すぎて役に立たないのです。$z(0) = P(0 \leqq t) = 0.5$ は正規分布が左右対称なので当たり前です。同様に，$z(\alpha) = -z(1-\alpha)$ という関係があります。また $z(\alpha) = z_\alpha$ と書くこともあります。

次は，期待値 μ，分散 σ^2 の正規分布 $N(\mu, \sigma^2)$ です。

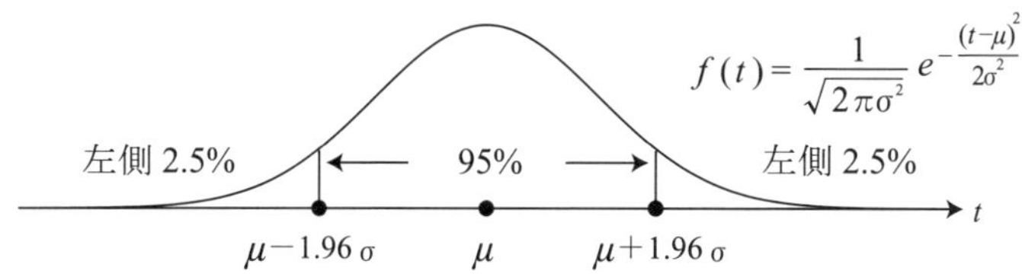

図 2.15　正規分布 $N(\mu, \sigma^2)$

正規分布 $N(\mu, \sigma^2)$ は連続分布で，その確率は確率密度曲線

$$f(t) = \frac{1}{\sqrt{2\pi\sigma^2}} e^{-\frac{(t-\mu)^2}{2\sigma^2}}$$

の積分

$$P(a \leqq t \leqq b) = \int_a^b f(t)dt$$

で与えられます。とくに，$[\mu - 1.96\sigma, \mu + 1.96\sigma]$ の確率が

$$P(\mu - 1.96\sigma \leqq t \leqq \mu + 1.96\sigma) = 0.95 \tag{2.58}$$

となることは非常に重要です。また，次の図2.16から σ が0に近いと分布は μ に集中し，σ が大きいとばらつきが大きいことがわかります。

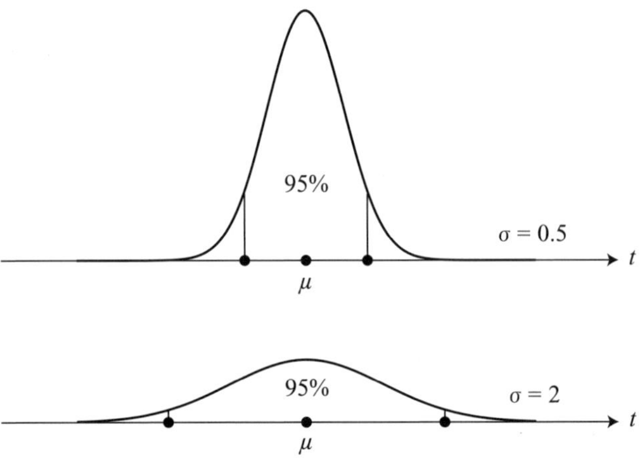

図2.16　ばらつき小（上）と大（下）の分布

■ いくつかの大事な確率の値

確率密度曲線 $f(t)$ と t 軸で囲まれる図形の面積はいくらですかと，質問すると「わかりません」と答える学生が多いのですが，読者はわかりますか？ 解は全部の確率だから1です。

とくに次の値はよく使います。

$$P(-\infty < t < \infty) = 1, \quad P(0 \leqq t < \infty) = 0.5 \tag{2.59}$$

$$P(-1.96 \leqq t \leqq 1.96) = P(-1.96 < t < 1.96) = 0.95 \tag{2.60}$$

$$P(-3 \leqq t \leqq 3) = 0.997 \tag{2.61}$$

$$P(1.96 < t) = 0.025, \quad P(1.64 < t) = 0.05 \tag{2.62}$$

[注意]　正規分布は連続分布で1点の確率は $P(X = a) = \int_a^a f(t)dt = 0$ です。したがって，式(2.60)のように $<$ と $\leqq$ は同じ確率になります。

■ ガウス分布

ガウス分布
Gaussian distribution

正規分布はガウスが発見したのでガウス分布ともよばれます。ガウス

は長さを正確に何度も測定するときの誤差を調べました。ガウスは測定器が歪んでいたなどという**系統的な誤差**をなくして**偶然誤差**だけが起きるなら，その誤差は正規分布に従うことを示しました。

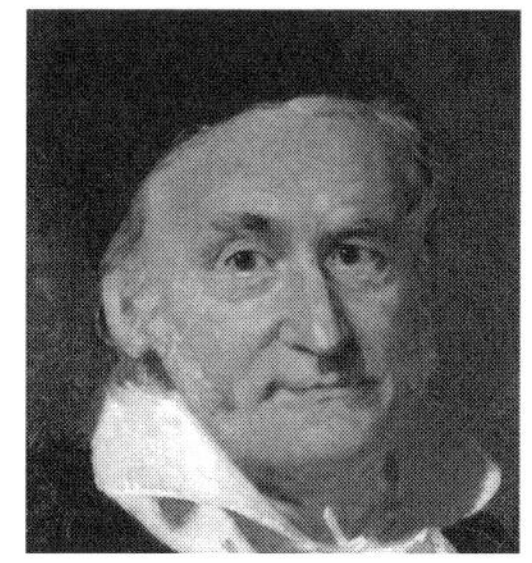

Gauss, J.F.C.（1777–1855 年）
数学者

[定理 2.14]　中心極限定理

母平均 μ，母分散 σ^2 の母集団から標本を n 個無作為抽出する。このとき，標本数 n を大きくとると標本平均 $\overline{x}$ の分布は正規分布 $N\left(\mu, \dfrac{\sigma^2}{n}\right)$ に近づく。

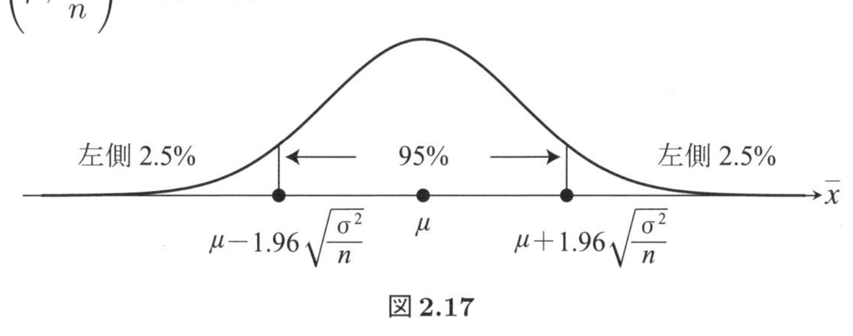

図 2.17

中心極限定理を用いることができると，正規母集団でなくても μ の推定・検定に正規分布を利用できることになります。このように正規分布を利用する統計を**パラメトリックな統計**といいます。標本数が少ない場合や，そもそもデータが間隔尺度でない場合は正規分布を利用することができません。この場合の統計を**ノンパラメトリックな統計**といいます。

演習問題 2

［問題 1］表になる確率 $p = \dfrac{1}{4}$ のコインを 1 枚投げたとき，表の枚数 X の期待値，分散を求めよ。

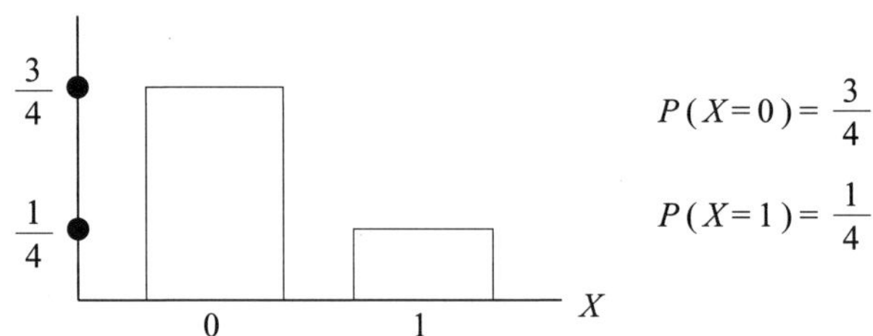

$$\text{期待値 } E(X) = \sum x_j p_j =$$
$$\text{分散 } V(X) = \sum (x_j - E(X))^2 p_j =$$

［問題 2］あるがんの発現率を $P(A) = 0.01$ とし，このがん検診の信頼度を

$P_A(B) = 0.99$：がん A の人が陽性 B となる確率（**感度**）
$P_{A^c}(B^c) = 0.99$：がんでない A^c 人が陰性 B^c となる確率（**特異度**）

とする。陽性 B と判定された人ががん A である確率 $P_B(A)$ を求めよ。

$$P_B(A) = \frac{P(A) \cdot P_A(B)}{P(A) \cdot P_A(B) + P(A^c) \cdot P_{A^c}(B)} =$$

［問題 3］表の確率 1/2 のコインを 100 枚投げる。表の出現枚数を X, 出現比率を $\overline{X}$ とおく。このとき次を求めよ。

(1) 期待値 $E(X) =$
(2) 分散 $V(X) =$
(3) 標準偏差 $\sigma(X) =$
(4) 全体の 95 % は $E(X) \pm 1.96\sigma(X) =$

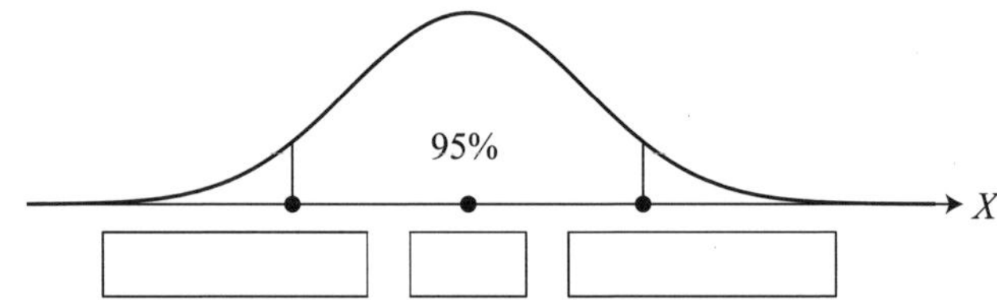

(5) 期待値 $E(\overline{X}) =$
(6) 分散 $V(\overline{X}) =$
(7) 標準偏差 $\sigma(\overline{X}) =$
(8) 全体の 95 % は $E(\overline{X}) \pm 1.96\sigma(\overline{X}) =$

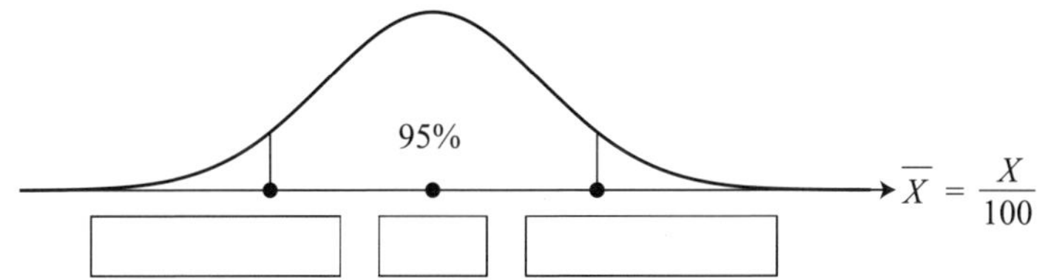

[問題 4] 家を出てからバス停までの時間 X は平均 10 分，標準偏差 4 分の正規分布に従い，バスの待ち時間 Y は，平均 5 分，標準偏差 2 分の正規分布に従い，バスが駅に着くまでの時間 Z は，平均 25 分，標準偏差 4 分の正規分布に従う。X, Y, Z は独立とする（小数以下四捨五入）。

(1) 合計時間 $W = X + Y + Z$ の平均，分散，標準偏差を求め，その図を描け。

$$E(W) = E(X + Y + Z) =$$
$$V(W) = V(X + Y + Z) =$$
$$\sigma(W) =$$

W の 95 % は $E(W) \pm 1.96\sigma(W) =$

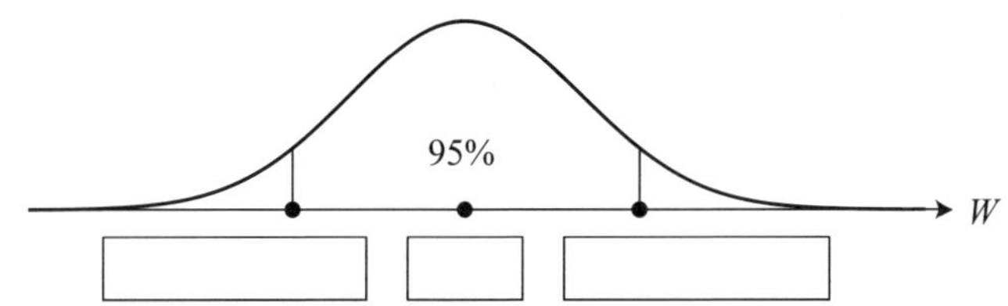

(2) 8 時 20 分に家を出たとき，9 時までに駅に着く確率はいくらか。

(3) 9 時までに駅に着く確率が 97.5 % 以上にするためには，少なくとも何時何分に家を出ればよいか。

[問題 5] 独立な確率変数 X_1, X_2 がともに正規分布 $N(\mu, \sigma^2)$ に従うとする。

(1) $X = (X_1 + X_2)/2$ の平均，分散を求めよ。

(2) $Y = (2X_1 + X_2)/3$ の平均，分散を求めよ。

(3) $Z_t = (1 - t)X_1 + tX_2$ の平均，分散を求めよ。また，分散を t の関数としたとき，分散が最小となる t はいくらか。

［注意］ この問題 5 から，重み付平均 Z_t $(0 < t < 1)$ はすべて $E(Z_t) = \mu$ だから，μ の**不偏推定量**であることがわかる。単純平均 $Z_{0.5}$ は Z_t のうち分散が最小になるので，このことを $Z_{0.5}$ は μ の **有効推定量**であるという。

第3章 推定

◆ 学習の目標 ◆

母平均は母集団の代表値ですから，母平均を推定することは母集団を解析するうえでもっとも大事な問題です。母集団全体を調べることは難しいので標本をとって推定することになります。母平均の推定には，点推定と区間推定があります。**点推定**とは標本平均は母平均に近いとすることで，また**区間推定**とは標本平均を用いて母平均の 95 % 信頼区間を求めることです。

たとえば，あるコインを投げたとき表が出る確率 p を推定しましょう。サッカーの試合ではコインを投げてキックオフの順番を決めますが，この場合は $p = 1/2$ だと仮定しています。しかし実際には違うこともあるわけで，きちんと調べるには何度も投げて調べる必要があります。たとえば，100 回投げて 50 回表が出たら出現比率 $\overline{p} = 50/100 = 1/2$ が p に近いと考えるのが自然です。このように，出現比率 1/2 が p であろうと推定することを点推定といいます。これに対し，$\overline{p}$ は標本の取り方によって変化する確率変数であると考えると，確率 $P(0.4 \leqq p \leqq 0.5) = 0.95$ となることが示せます。ここから，p の 95 % 信頼区間は $[0.4, 0.5]$ であるとするのが区間推定です。本章では，なぜこのような推定ができるのかを説明します。

[キーワード]

点推定，区間推定，不偏推定量，一致推定量，最尤推定量

3.1 点推定

母平均 μ の**点推定**は標本平均 $\overline{x}$ を用います。理由は 式 (2.35) から

$$E(\overline{x}) = \mu$$

となるからです。このことを $\boldsymbol{\overline{x}}$ **は** $\boldsymbol{\mu}$ **の不偏推定量**であるといいます。また，大数の法則（定理 1.5）から

$$\overline{x} \to \mu \ (n \to \infty)$$

も成り立ちます。このことを $\boldsymbol{\overline{x}}$ **は** $\boldsymbol{\mu}$ **の一致推定量**であるといいます。

次に，コインを投げて表になる確率 p を推定する場合を考えます。n 回投げて x 回表になったとして出現比率を $\overline{p} = x/n$ とかくことにします。標本平均ですから $\overline{x}$ としてもいいのですが，比率の場合は出現比率 $\overline{p}$ のほうがわかりやすいでしょう。さて，出現比率 $\overline{p}$ は二項分布 $B(n,p)$ に従い式 (2.44)，(2.45) から

$$E(\overline{p}) = p, \quad V(\overline{p}) = \frac{p(1-p)}{n} \tag{3.1}$$

となります。n が大なら中心極限定理より $\overline{p}$ は正規分布 $N\left(p, \dfrac{p(1-p)}{n}\right)$ に近づきますので，$\overline{p}$ の分布図は図 3.1 のようになります。

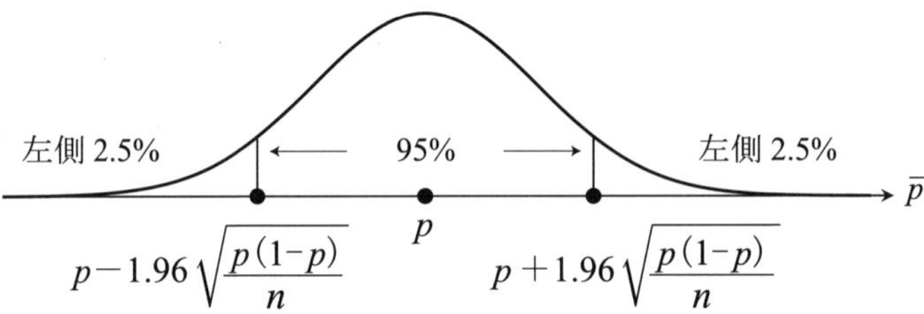

図 3.1　出現比率 $\overline{p}$ の分布

この分布図は，左右対称ですから $E(\overline{p}) = p$ であることがわかります。よって，出現比率 $\overline{x}$ は母比率 p の**不偏推定量**です。図にある 1.96 は正規分布の（両側）95 % 点といい，大事な値です。

また，**誤差** $p - \overline{p}$ の 95 % は

$$-1.96\sqrt{\frac{p(1-p)}{n}} \leqq p - \overline{p} \leqq 1.96\sqrt{\frac{p(1-p)}{n}} \tag{3.2}$$

を満たすことがわかります。ここで $n \to \infty$ とすると，

$$1.96\sqrt{\frac{p(1-p)}{n}} \to 0 \ (n \to \infty)$$

となるので「$\overline{p}$ が p の近くである確率は 1 に近づく」ことが示せます。このことを出現比率 $\overline{p}$ は母比率 p に確率収束する，また，$\overline{p}$ は p の **一致推定量** であるといいます。

さて $\overline{p}$ は p の **最尤推定量**(さいゆう)であることを説明します（図3.2）。尤（もっと）もらしいという意味は，適切であるとかふさわしいということを意味します。たとえば，あるコインを2回投げたとき，表が出て次に裏が出たとしましょう。この場合の出現比率は $\overline{p}=\frac{1}{2}=0.5$ ですが，母比率 p の最尤推定量はいくらにするのが「尤もらしい」でしょうか。もし $p=1$ なら「表・表」となるはずですから，「表・裏」になることはないと考えられます。というわけで p は 1 ではありません。また $p=0$ なら「裏・裏」となるはずですから，「表・裏」になることはないと考えられます。というわけで，p は 0 でもありません。

表になる確率が p ですから「表・裏」となる確率 $f(p)$ を求めると，$f(p)=p(1-p)$ となります。$p=1,0$ なら $f(p)=0$ ですから，「表・裏」にはなりません。「表・裏」となる確率 $f(p)$ が最大になる p が「尤もらしい」と考えて，この p を最尤推定量といいます。また，この関数 $f(p)$ を最尤関数といいます。 この場合は

$$f(p)=p(1-p)=-(p-0.5)^2+0.25 \leqq 0.25=f(0.5)$$

ですから，p の最尤推定量は $0.5=\overline{p}$ となります。

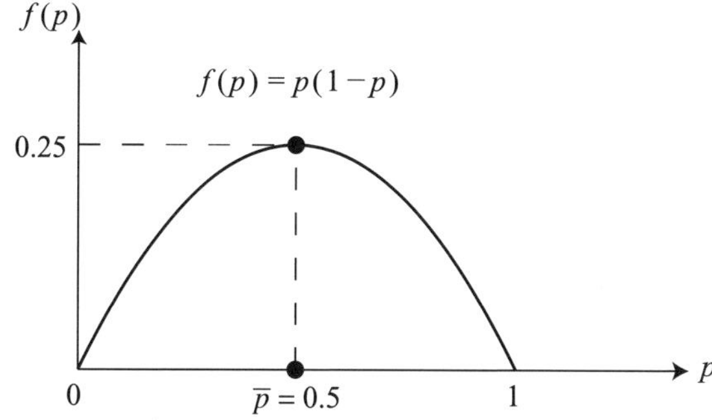

図 3.2 最尤関数 $f(p)$ が最大となる p が最尤推定量

【例題 3.1】 あるコインを 5 回投げると表が 3 回出た。このとき，このコインの表が出る確率 p の最尤関数，最尤推定量を求めよ。

【解答】 最尤関数は $f(p)={}_5\mathrm{C}_3 p^3(1-p)^2$ で，最尤推定量は $\overline{p}=\dfrac{3}{5}=0.6$ である。

母比率
population rate

3.2 母比率の正規分布による区間推定

あるコインを投げて表になる確率 p を**区間推定**します。3.1 節より

$$\overline{p} - 1.96\sqrt{\frac{p(1-p)}{n}} \leqq p \leqq \overline{p} - 1.96\sqrt{\frac{p(1-p)}{n}} \tag{3.3}$$

となる確率が 95 % でしたので，次の区間を p の 95 % 信頼区間

$$\begin{aligned} I_p &= \overline{p} \pm 1.96\sqrt{\frac{p(1-p)}{n}} \\ &= \left[\overline{p} - 1.96\sqrt{\frac{p(1-p)}{n}},\ \overline{p} + 1.96\sqrt{\frac{p(1-p)}{n}}\right] \end{aligned} \tag{3.4}$$

といいます。しかし，残念ながら $\sqrt{\frac{p(1-p)}{n}}$（**標準誤差**）の p は未知ですから $\overline{p}$ で代用することにします。また，1.96 も 2 としたほうが間違いが小さくなりますので，次式で p の 95 % 信頼区間を定めることにします。ただし，n が小さく 10 程度ならこのようなことはできません。

[定理 3.1]　あるコインを n 回投げたとき表の出現比率が $\overline{p}$ なら，このコインが表になる母比率 p の 95 % 信頼区間 は

$$\begin{aligned} I_p &= \overline{p} \pm 2\sqrt{\frac{\overline{p}(1-\overline{p})}{n}} \\ &= \left[\overline{p} - 2\sqrt{\frac{\overline{p}(1-\overline{p})}{n}},\ \overline{p} + 2\sqrt{\frac{\overline{p}(1-\overline{p})}{n}}\right] \end{aligned} \tag{3.5}$$

【例題 3.2】　あるコインを 400 回投げたら表が 80 回出た。このコインが表になる確率 p の 95% 信頼区間を求めなさい。

【解答】　出現比率は $\overline{p} = 80/400 = 1/5$ なので

$$\begin{aligned} I_p &= \frac{1}{5} \pm 2\sqrt{\frac{1}{5} \times \frac{4}{5} \times \frac{1}{400}} \\ &= \frac{1}{5} \pm 2 \times \frac{2}{5} \times \frac{1}{20} = 0.2 \pm 0.04 = [0.16, 0.24] \end{aligned}$$

である。

[注意]　標準誤差の p を $\overline{p}$ で代用したので厳密には正確ではありません。しかし，$f(p) = p(1-p)$ の最大値は $f(1/2) = 1/4$ なので，右辺をこの値にするとより信頼性が増して

$$I_p = \frac{1}{5} \pm 2\sqrt{\frac{1}{2} \times \frac{1}{2} \times \frac{1}{400}}$$

$$= \frac{1}{5} \pm 2 \times \frac{1}{2} \times \frac{1}{20} = 0.2 \pm 0.049 = [0.151, 0.249]$$

となります。よって，解答の $[0.16, 0.24]$ と比較すると最大 0.01 程度の誤差が生じる可能性があることがわかります。この値を十分小さいといってよいかは場合によるでしょう。もちろん $\overline{p} = 1/2$ ならこの誤差は生じませんし，n がもっと大きければ誤差はもっと小さくなります。

■ 95%信頼区間の意味

コインを 400 回投げて表が 80 回出たとき，「このコインの表が出る確率 p の 95 % 信頼区間は $[0.16, 0.24]$ である」となりました。式で表すと

$$P\,(0.16 \leqq p \leqq 0.24) = 0.95 \tag{3.6}$$

です。式 (3.6) を「母比率 p が区間 $[0.16, 0.24]$ にある確率は 95% である」と表現していいのです（と思います）が，注意が必要です。それは母比率 p は定数なのだから式 (3.6) で p は動かない。よって式 (3.6) の左辺は「母比率 p が区間 $[0.16, 0.24]$ に入る確率」ではなくて「（たまたまデータから得られた）区間 $[0.16, 0.24]$ が p を含む確率」であると解釈するべきだからです。

したがって正確には，「95 % 信頼区間を 100 回求めたらそのうち 95 回程度は母比率 p がその区間に入っている」ということになります。この考え方は正しいのですが，混乱しやすいので，本書で扱う範囲では気にしなくてもよいです。

■ データ数はいくら必要か

母比率 p の 95 % 信頼区間の誤差を小さくするためにどのくらいのデータが必要か考えます。誤差 $p - \overline{p}$ は，式 (3.5) から

$$p - \overline{p} = \pm 2\sqrt{\frac{\overline{p}(1-\overline{p})}{n}} \tag{3.7}$$

となります。そこで，この誤差を ± 0.1 以下にするにはデータがいくら必要か調べましょう。もし，p が 1/4 程度であることが予想できるなら

$$2\sqrt{\frac{1/4(1-1/4)}{n}} \leqq 0.1 \tag{3.8}$$

を解けばよいので

$$n \geqq \frac{2^2 \times 1/4(1-1/4)}{0.1^2} = 75 \text{ 人}$$

となります。p が予想できない場合は，$f(p)=p(1-p)$ は $p=1/2$ で最大ですから，どの p であっても

$$n \geqq \frac{2^2 \times 1/2(1-1/2)}{0.1^2} = 100\ 人$$

であれば誤差が ± 0.1 以下になります。

3.3　母平均の推定（母分散既知）

母平均
population mean

母平均 μ の推定を行います。母集団 X は母平均 μ, 母分散 σ^2 の正規分布 $N(\mu, \sigma^2)$ に従い，母分散 σ^2 は既知（わかっている）とします。母平均がわからないのになぜ母分散がわかるのかと文句が出そうですが，既知の場合が推定の基本なのでここから説明したほうが理解しやすいのです。

標本 $x_1, x_2, \cdots, x_n$ を無作為抽出する時標本平均 $\overline{x} = \dfrac{x_1 + x_2 + \cdots + x_n}{n}$ の期待値は $E(\overline{x}) = \mu$, 分散は $V(\overline{x}) = \sigma^2/n$ でした。このとき $\overline{x}$ の分布は式(2.35)，(2.36) より正規分布 $N\left(\mu, \sigma^2/n\right)$ に従います。

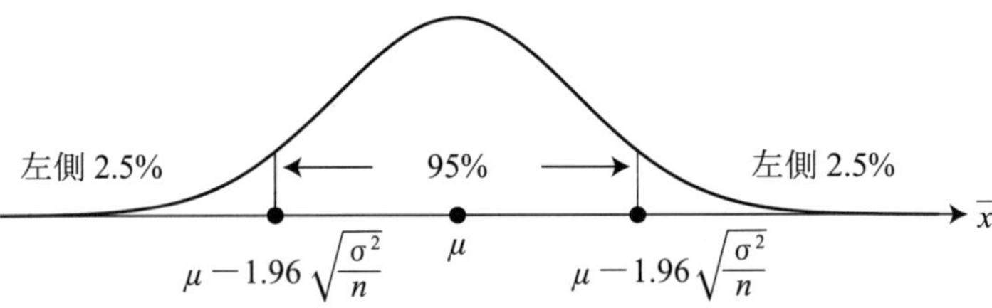

図 3.3　$\overline{x}$ の分布は $N(\mu, \frac{\sigma^2}{n})$ に従う。

よって，この図3.3から母平均 μ の 95 % 信頼区間 I_μ は次のようになります。

> **[定理 3.2]　母平均 μ の 95 % 信頼区間は，母分散 σ^2 が既知の場合**
>
> $$I_\mu = \overline{x} \pm 1.96\sqrt{\frac{\sigma^2}{n}} = \left[\overline{x} - 1.96\sqrt{\frac{\sigma^2}{n}},\ \overline{x} + 1.96\sqrt{\frac{\sigma^2}{n}}\right] \tag{3.9}$$
>
> である。

【例題 3.3】 ある地方の新入生の身長は，毎年の調査から，標準偏差 $\sigma = 10.00$ cm の正規分布をしていることがわかっている。今年 100 人の新入生を無作為抽出して調べたら平均身長 $\overline{x} = 120.00$ cm であった。今年の平均身長 μ の 95 % 信頼区間を求めなさい。

【解答】 $I_\mu = 120.00 \pm 1.96\sqrt{\dfrac{10^2}{100}} = 120.00 \pm 1.96 = [118.04, 121.96]$ cm

■ 標準正規分布

標本平均 $\overline{x}$ の標準化 t は

$$t = \frac{\overline{x} - \mu}{\sqrt{\dfrac{\sigma^2}{n}}} \tag{3.10}$$

になります。この t は平均 0, 分散 1 の**標準正規分布** $N(0, 1)$ に従います。検定ではこの t を使います。とくにこの場合は t を z と書くことが多いです。

標準正規分布
standard normal distribution

3.4 母平均の推定（母分散未知）

母分散 σ^2 が未知の場合は，式 (3.10) にある σ^2 を s^2 で代用します。この場合の t の分布を自由度 $f = n - 1$ の t 分布といいます。

> **［定義 3.3］ t 分布**
>
> $$t = \frac{\overline{x} - \mu}{\sqrt{\dfrac{s^2}{n}}} \text{の分布を自由度 } f = n-1 \text{ の } t \text{ 分布という。} \tag{3.11}$$

次の図 3.4 が自由度 $f = n - 1$ の t 分布です。

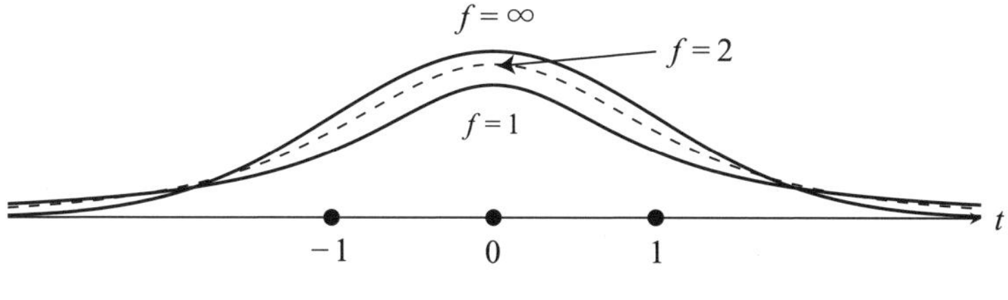

図 3.4　自由度 f の t 分布

自由度 $n - 1$ の t 分布の両側 95 % 点 $t(n - 1, 0.025)$ とは

$$P\big(-t(n-1,0.025) \leqq t \leqq t(n-1,0.025)\big) = 0.95 \tag{3.12}$$

となる値のこと（Excelでは "=TINV($n-1, 0.05$)"）です。

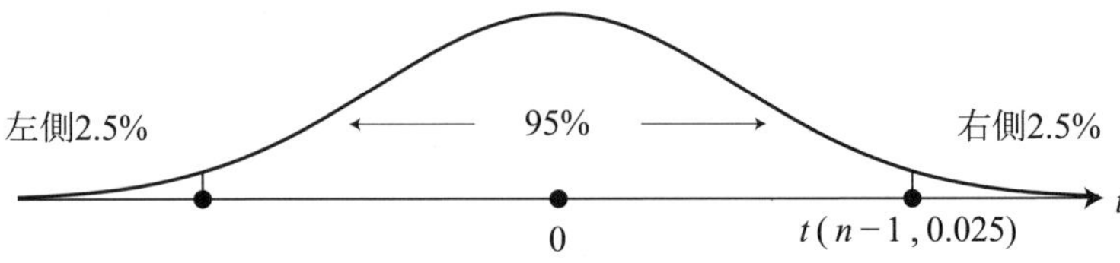

図 3.5　自由度 $n-1$ の t 分布の両側 95%点

いくつか見てみましょう。

自由度 $n-1$	1	2	3	4	30	120	∞
$t(n-1, 0.025)$	12.706	4.303	3.182	2.776	2.042	1.980	1.960

ここで $t(\infty, 0.025) = 1.960$ に注意します。この 1.960 は標準正規分布 $N(0,1)$ の両側 95 % 点です。つまり，自由度 ∞ の t 分布は正規分布になります。自由度が 120 なら 1.980 で 1.960 とほぼ同じですが，自由度が 4 なら 3.182 ですから大分違います。この場合の 95 % 信頼区間は定理 3.2 で 1.96 を $t(n-1, 0.025)$, σ^2 を s^2 で置き換えた次の式になります。

[定理 3.4]　母平均 $\boldsymbol{\mu}$ の 95 % 信頼区間は，母分散 $\boldsymbol{\sigma^2}$ が未知の場合

$$I_\mu = \overline{x} \pm t(n-1, 0.025)\sqrt{\frac{s^2}{n}} \tag{3.13}$$

$$= \left[\overline{x} - t(n-1, 0.025)\sqrt{\frac{s^2}{n}}, \overline{x} + t(n-1, 0.025)\sqrt{\frac{s^2}{n}}\right]$$

である。

【例題 3.4】　あるクラスから 4 人無作為抽出すると所持金は 240, 240, 240, 280 円だった。このクラスの平均所持金 μ の 95 % 信頼区間を求めなさい。

【解答】　標本平均は

$$\overline{x} = \frac{240 \times 3 + 280}{4} = 250\,円$$

不偏分散は

$$s^2 = \frac{\sum (x_j - \overline{x})^2}{n-1} = \frac{(240-250)^2 \times 3 + (280-250)^2}{3} = 400\,円^2$$

です。自由度は $n-1=4-1=3$ なので，95 % 点 $t\,(3, 0.025) = 3.18$ を用いて

$$I_\mu = 250 \pm 3.18\sqrt{\frac{400}{4}} = 250 \pm 31.8 = [218.2, 281.8]$$

となります。

演習問題 3

[問題 1]

(1) あるコインを 100 回投げたら表が 50 回出た。このコインが表になる確率 p の 95 % 信頼区間を求めなさい。
(2) あるコインを 10000 回投げたら表が 5000 回出た。このコインが表になる確率 p の 95 % 信頼区間を求めなさい。

[問題 2] ある球を 9 個無作為抽出すると重さ x が $114, 117, 109, 119, 118, 110, 106, 101, 114$ グラムだった。

(1) 標本平均 $\overline{x}$, 不偏分散 s^2 を求めなさい。
(2) 重さ x は正規分布に従い，母分散は $\sigma^2 = 25$ グラム^2 とする。このとき，重さ x の母平均 μ の 95 % 信頼区間を小数第 2 位まで求めなさい。
(3) 重さ x は正規分布に従い，母分散は未知とする。このとき，重さ x の母平均 μ の 95 % 信頼区間を小数第 2 位まで求めなさい。

第4章 基本的な検定法

◆ 学習の目標 ◆

ここでは基本的な検定法を説明します。

ある町のお菓子屋さんが，毎日 100 グラムのお菓子を作っていたとしましょう。お菓子の重量が 100 グラムより軽ければお客さんから苦情がきますし，重ければその分むだな経費になります。このように毎日大量に作っている場合，お菓子の重量 X は正規分布 $N(\mu, \sigma^2)$ に従うとしてよいでしょう。平均 $\mu = 100$ グラム，標準偏差 $\sigma = 1$ グラムとすると，次のような X の分布が得られます。

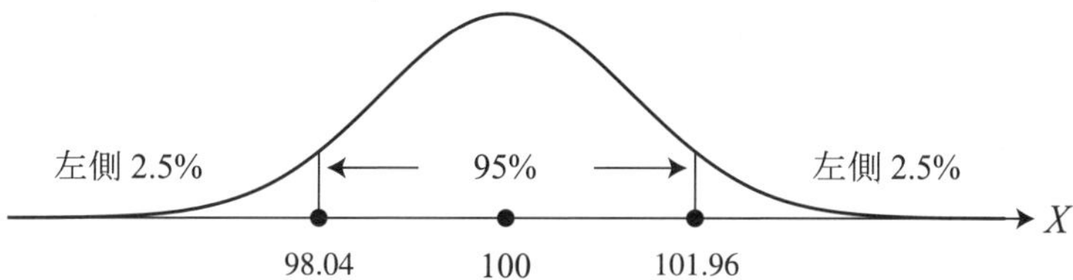

したがって，もしあるお菓子の重量が 200 グラムなら明らかにおかしいと判断できますし，101 グラムならそれほどおかしくないと判断できます。しかし，もし，100 個調べて平均重量が 101 グラムになったらおかしいといえるかどうかは微妙です。この場合の検定は**母平均の検定**といいます。

この章では比率の検定，母平均の検定，母平均の差の検定などを解説します。検定の考え方は初学者には難しいので，はじめに仮説の設定について説明します。その後簡単な比率の検定（小標本）を行い P 値の計算方法を説明します。次に，大標本の場合における t 値の計算方法と棄却域の設定方法を説明します。そのあとにスチューデントの t 検定 (test) とよばれる母平均の検定を説明します。2 つの母集団の母平均に差があるかという検定は「差の検定」とよばれます。データに対応がない場合（たとえば，母集団 A は日本人，母集団 B は外国人）はスチューデントの t 検定，ウェルチの t 検定，ウィルコクソンの順位和検定等を行い，データに対応がある場合（たとえば，降圧剤投与前血圧と投与後血圧を比較する）はスチューデントの対応がある t 検定，ウィルコクソンの符号順位和検定を行います。

データはすべて簡単に確かめられるようにしてありますので，実際に計算してみましょう。

[キーワード]

帰無仮説，対立仮説，P 値，棄却・採択する，第 1・2 種の過誤，母平均の検定，差の検定，対応のある・ないデータ，パラメトリック法，ノンパラメトリック法

[参考] 正規性の検定はやっかいでコルモゴロフ・スミルノフ法，正規確率紙を用いる方法などがあります。等分散の検定は F 検定を用います。この章は 2 群まで扱い，3 群以上の場合は後の章で扱います。

4.1 仮説と検定

「検定」の考え方は初学者にはとても難しい場合があるので細かく説明します。大事なのは「帰無仮説・P値・棄却域・信頼区間との関係」ですが，この説明の前に一般常識を確認しましょう。

まず検定の目的は「母平均 μ を調べる」ことです。母集団すべてを調べることはできませんので標本をとって判断することになります。もし母集団から標本を10個とって平均重量が2000グラムなら，決して母平均 μ は2000グラムと異なるとはいえませんが，たぶん100グラムと異なるといえるでしょう。あるコインを100回投げたとしましょう。もし100回ともすべて表が出たらそのコインの表が出る確率 p は0.5と異なるといえますが，100回投げて表が50回出たら決して p は0.5と異なるといえません。大丈夫ですか？ ここまで理解できたら次に進みましょう。

帰無仮説
null hypothesis

対立仮説
alternative hypothesis

さて検定ではまず帰無仮説 H_0 を設定します。帰無仮説の否定を対立仮説 H_1 といいます。H は仮説Hypothesisの頭文字で0はnull Hypothesis帰無（帰無仮説を無にしたい：間違いと判定したい）という意味が込められているからです。なぜそういう意味になるか後で説明しますが，とりあえずお菓子の重量が100グラムになっているかチェックする場合を考えます。この場合は次の3つが考えられます。

(1) 100グラムならOKで違っているのはダメという場合，帰無仮説は $\mu = 100$ で，対立仮説は $\mu \neq 100$ です。
(2) 材料を入れすぎて100グラム以上になったかもという場合，帰無仮説は $\mu = 100$ で，対立仮説は $\mu > 100$ です。
(3) 材料を入れ忘れたので100グラム以下になったかもという場合，帰無仮説は $\mu = 100$ で，対立仮説は $\mu < 100$ です。

この3つの見分け方ですが，検定では帰無仮説を否定した対立仮説の形で問題を出すという暗黙の決まりがあります。暗黙ですから守られてない場合もありますが，この本では守ります。この決まりに従って

(1) では「母平均は100グラムと異なるといえるか」，
(2) では「母平均は100グラムより重いといえるか」，
(3) では「母平均は100グラムより軽いといえるか」

という形で問題を出しますので，この決まりがわかっていれば仮説の設定は簡単です。この他の場合でも，たとえば差の検定で「差があるといえるか」という問題なら帰無仮説は「差がない」，「独立でないといえるか」なら「独立である」，「相関があるといえるか」なら「相関がない」で

す。しかし丸暗記してもつまらないので，なぜこうなるか後の説明で理解するようにしましょう。「差がないといえるか」という問題はここでは扱いません。厳密には「同等性の検定」というのがありますが，本書で述べるような単純な検定にはならないのです。

次に，帰無仮説が正しいと仮定してP値，または t 値を計算します。母比率（小標本）の検定でP値を，大標本で t 値を説明します。P値は確率の計算で 0.05 が基準，t 値は式に代入して求め棄却域に入る，入らないで帰無仮説の判定ができます。実際にP値，t 値を計算するには統計ソフトを用いますが，簡単な場合は自分の手で計算することができます。

まず，P値の説明とP値を用いた母比率(小標本)の検定を説明しましょう。

4.2　母比率の検定（小標本・ノンパラメトリック）

あるコインの表が出る確率を p とします。母比率 p の検定で扱う問題は (1) p は 1/2 と異なるといえるか，(2) p は 1/2 より大きいといえるか，(3) p は 1/2 より小さいといえるか，の三通りになります。帰無仮説はすべて $p = 1/2$ ですが対立仮説は $p \neq 1/2$, $p > 1/2$, $p < 1/2$ です。帰無仮説はすべて「=」であることに注意してください。これからP値を説明しますが，帰無仮説が「=」でないとP値は計算できません。

■（片側）P値の定義（片側検定）

P値の説明は難しいので「(2) p は 1/2 より大きいといえるか」の場合から説明します。とりあえずあやしい人物がいてその人のコインが表が出やすいように細工しているようなので調べたいとしましょう。その人物は「このコインの表が出る確率は正真正銘 $p = 1/2$ だ」と主張しています。われわれは「表が出やすいように細工しているので $p > 1/2$ であろう」と考えています ($p > 1/2$ は表が出やすいということですよ。念のため)。このように $p \geqq 1/2$ となる場合だけが起こり，$p < 1/2$ は起こらない場合の検定を**片側検定**といい，P値を片側P値といいます。

片側検定
one-tailed test

さて「p は 1/2 より大きいといえるか」という問題設定ですから，暗黙の決まりによって帰無仮説は $p = 1/2$, 対立仮説は $p > 1/2$ です。次にコインを何回も投げて帰無仮説が間違いであるといえるかを判定します。(帰無仮説が正しいといえるかを判定するわけではありません。帰無仮説 $p = 1/2$ が正しいことを示すのはとても大変です。10000 回投げて，もし，表が5000 回出たら p の 95%信頼区間は $[0.49, 0.51]$ ですから，p は

1/2 と同程度であるといえます。同等性の検定はこの考え方を用います。しかし，厳密に $p = 1/2$ を示すとなると，たとえば ∞ 回投げて，表が $\infty/2$ 回? 出たら $p = 1/2$ といえるかもしれません。でもその場合にはコインが変形しているでしょうから p の存在さえ怪しいと考えられます。）

「帰無仮説が間違いであるといえるか」の判定にはP値を用います。（片側）P値の説明はこの後にしますが，もし「帰無仮説が間違いであるといえると判定されたら対立仮説 $p > 1/2$ が正しい」とします。しかし，帰無仮説が間違いであるといえなかったら $p > 1/2$ とはいえないということになります。この場合は二重否定なのでわかりにくい表現ですね。「私のことがきらいですか」と聞いたとき，「きらいでないとはいえない」という答えならたぶん「きらいです」という意味ですが，「好きでないとはいえない」という答えを「好きです」という意味だと思うとトラブルになりかねません（違うかも）。検定で「帰無仮説が間違いであるといえない」ということは，「帰無仮説が正しい」という意味ではなく，「正しい可能性があるかも」ということですから，結局は「よくわからない」という意味になります。

次に，そのコインを何回も投げてP値を求め，帰無仮説の判定をしましょう。次の例を考えます。

【例題 4.1】　あるコインを 8 回投げてみると，表が $X = 8$ 回出た。このコインの表になる確率 p は 1/2 以上であるとして，p は 1/2 より大きいといえるか。有意水準 5%で検定しなさい。

この場合 8 回ともすべて表が出たので p は 1/2 より大きいといえそうですね。また $X = 7$ 回なら結論は微妙です。しかし，もし $X = 0$ 回なら決して p は 1/2 より大きいといえません（ここまでは常識ですが，納得できますか？）。

さて，帰無仮説は $p = 1/2$，対立仮説は $p > 1/2$ です。次に帰無仮説が正しいとします。すると 8 回投げたときに出現する表の回数 X は二項分布 $B(n, p) = B(8, 1/2)$ に従うので，図 4.1 のような分布になります。

さて，P値とは帰無仮説が正しいとして起きた事象の確率をいいます。この場合は 8 回投げて表が $X = 8$ 回出たのですから

$$\text{（片側）P値} = P(X = 8) = \left(\frac{1}{2}\right)^8 = \frac{1}{256} \fallingdotseq 0.004 \tag{4.1}$$

です。帰無仮説の判定ですが

$$\text{P値} \leqq 0.05 \text{ なら帰無仮説を棄却する（間違いだと判定する）} \tag{4.2}$$

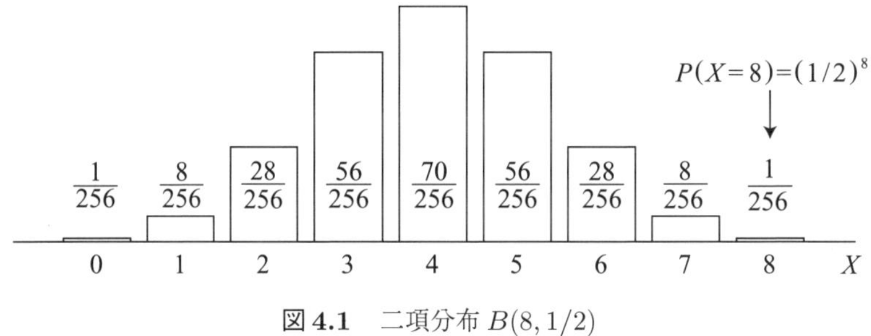

図 4.1　二項分布 $B(8, 1/2)$

という決まりがあります。したがって，次のような結論が得られます。

【解答】　（片側）P 値 $= P(X=8) = \left(\dfrac{1}{2}\right)^8 = \dfrac{1}{256} \doteqdot 0.004 \leqq 0.05$ である。よって，帰無仮説は棄却できるので p は 1/2 より大きいといえる。

P 値が小さくても帰無仮説が正しいかもしれないじゃないか，という反論がありそうですがそれは正しい意見です。帰無仮説を棄却したが帰無仮説が正しかったということはあり得ます（しかも最大 5%あります)。検定には間違いがつきもので 100%正しいことはありません。この間違いは帰無仮説が正しいのに棄却する第 1 種の過誤（ α エラー）といいます。その間違いには目をつぶって P 値が $(\leqq 0.05)$ なら帰無仮説を棄却するのが検定です。これを有意水準を 0.05 に設定するといいます。つまり，α エラーは 5%以下であるという意味です。0.05 を決めたのはフィッシャーですが，場合によっては 0.01 もあります。しかし $\alpha = 0$ にはしません。有意水準 0%なら検定の結果はいつでも棄却できないので検定の意味がないからです。ですから 5%というのはほどほどだと考えられます。

納得できない人は次の例を考えてください。もし，ある人から必ず儲かるから 100 万円貸してくれといわれたら貸しますか？ 常識では貸しません。なぜならたぶん儲かる確率（P 値）はほとんど 0 だからです。つまり，P 値が小さい場合は帰無仮説「儲かる」は嘘だと判断しているのです。

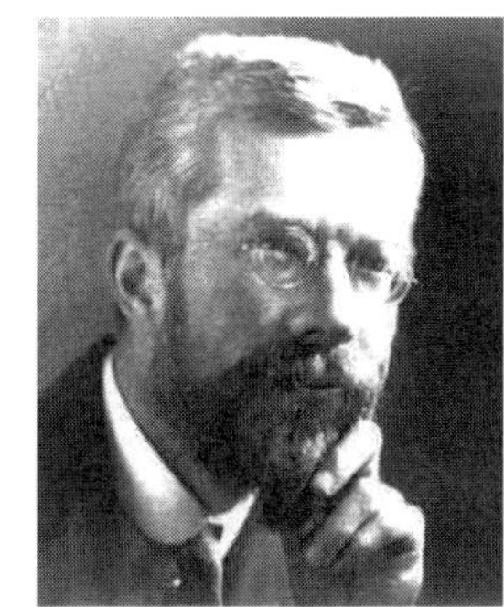

Fisher, R.A.（1890–1962 年）
イギリスの統計学者

次に 8 回投げてみると，表が $X = 7$ 回出たとしましょう。P 値とは帰無仮説が正しいとして起きた事象の確率ですから，P 値 $= P(X=7)$ としたくなりますがそうではありません。この説明が難しいので 8 回投げてみると，表が $X = 0$ 回だった場合の P 値を考えます。もし P 値 $= P(X=0) = 1/256 \doteqdot 0.004$ なら帰無仮説を棄却して $p > 1/2$ といえることになります。でもこの結論はおかしいですね。だって 1 回も表が出てないのに表が出る確率が $p > 1/2$ というのですから。そこで X の意味を考え直すことにします。表が出やすい，出にくいを X の値で表すと図 4.2 のようになります。

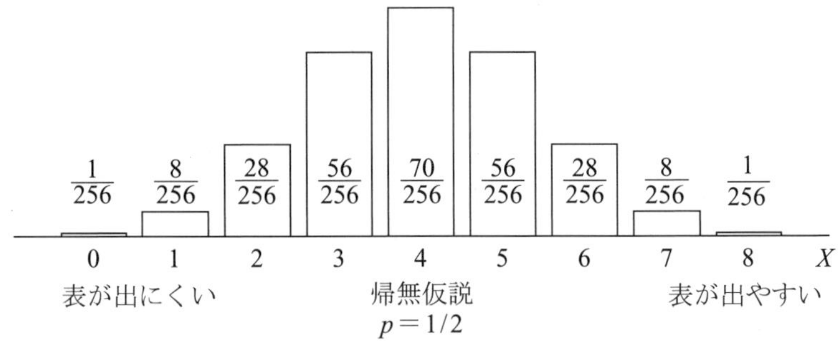

図 4.2　帰無仮説と対立仮説との関係

この図から，X が大きい方が「表が出やすい」と判断できることがわかります。そこで（片側）P 値は「表が出やすいほうから確率を足していく」ことにします。つまり，$X = 7$ 回なら

$$\text{（片側）P 値} = P(7 \leqq X) = {}_8\mathrm{C}_7 \left(\frac{1}{2}\right)^7 \frac{1}{2} + \left(\frac{1}{2}\right)^8 \tag{4.3}$$
$$= \frac{9}{256} \fallingdotseq 0.035 \leqq 0.05$$

となります。つまりこの場合は $7 \leqq X$ が起きたと考えて（片側）P 値 $= P(7 \leqq X)$ とします。まとめると次のようになります。

【例題 4.2】　あるコインを 8 回投げてみると，表が $X = 7$ 回出た。このコインの表になる確率 p は 1/2 以上であるとして，p は 1/2 より大きいといえるか。有意水準 5%で検定しなさい。

【解答】

（片側）P 値 $= P(7 \leqq X) = {}_8\mathrm{C}_7 \left(\frac{1}{2}\right)^7 \frac{1}{2} + \left(\frac{1}{2}\right)^8 \frac{9}{256} \fallingdotseq 0.035 \leqq 0.05$ である。よって，帰無仮説は棄却できるので p は 1/2 より大きいといえる。

問題 4.1　8 回投げて表が $X = 6$ 回出たら，表の確率 p は 1/2 より大きいといえるか。有意水準 5%で検定しなさい。

【解答】　（片側）P 値 $= P(6 \leqq X) = {}_8\mathrm{C}_6 \times 0.5^6 (1-0.5)^2 + {}_8\mathrm{C}_7 \times 0.5^7 (1-0.5) + 0.5^8 = 0.1445 > 0.05$ である。よって，帰無仮説は棄却できないので p は 1/2 より大きいといえない。

問題 4.2　8 回投げて表が $X = 0$ 回出たら，表の確率 p は 1/2 より大きいといえるか。有意水準 5%で検定しなさい。

【解答】　（片側）P 値 $= P(0 \leqq X) = 1 > 0.05$ である。よって，帰無仮説は棄却できないので p は 1/2 より大きいといえない。

■ 両側 P 値の定義（両側検定）

次に，そのコインは表が出やすい，出にくいについて何もわかっていない場合を考えます。この場合は「p は 1/2 と異なるといえるか」という問題になります。暗黙の了解によって，帰無仮説は $p = 1/2$, 対立仮説は $p \neq 1/2$ です。先ほどの図で X と p の関係をみてみましょう。

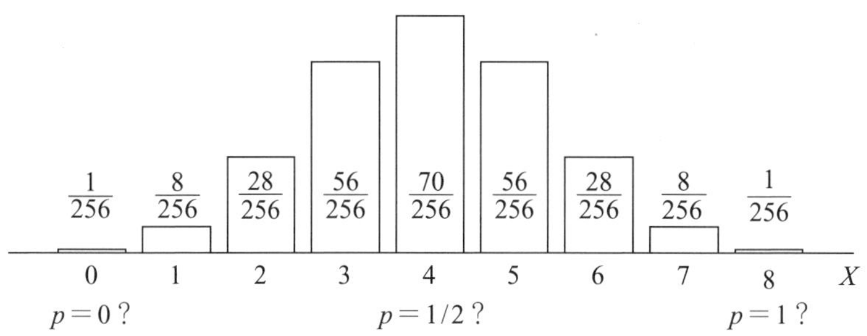

図 4.3　帰無仮説と対立仮説との関係

この場合，帰無仮説 $p = 1/2$ に対応するのは $X = 4$ で，帰無仮説を棄却するのは $p = 0, 1$ に対応する $X = 0, 8$ だということがわかります。棄却する場合が大きい方，小さい方の両方にありますので**両側検定**といい，P 値は両側 P 値といいます。

両側検定
two-tailed test

たとえば，8 回投げてみると，表が $X = 7$ 回出たとしましょう。P 値は棄却する方から足していくので $X = 7,\ 8$ の確率を足しますが，この場合は小さい方にもありますので

$$\text{（両側）P 値} = P(X = 7, 8, 0, 1) = P(3 \leqq |X - 4|) \tag{4.4}$$
$$= \frac{8 + 1 + 1 + 8}{256} \fallingdotseq 0.070 > 0.05$$

となります。したがって，p は 1/2 と異なるといえません。つまり両側 P 値は $3 \leqq |X - 4|$ が起きたとして両側の棄却できる方から足していくことになります。

問題 4.3　8回投げて表が $X=0$ 回出たら，表の確率 p は 1/2 と異なるといえるか。有意水準 5%で検定しなさい。

【解答】　（両側）P値 $= P(X=0,8) = P(4 \leqq |X-4|) = \dfrac{1+1}{256} \fallingdotseq 0.008 \leqq 0.05$ である。よって，帰無仮説は棄却できるので p は 1/2 と異なるといえる。

問題 4.4　8回投げて表が $X=4$ 回出たら，表の確率 p は 1/2 と異なるといえるか。有意水準 5%で検定しなさい。

【解答】　（両側）P値 $= P(X=0,1,\cdots,8) = P(0 \leqq |X-4|) = 1 > 0.05$ である。よって，帰無仮説は棄却できないので p は 1/2 と異なるといえない。

問題 4.5　故障率 1%の製品を毎日 100 個無作為抽出して調べる。もし，2個不良品が出たら故障率 p は 1%を越えたといえるか。有意水準 5%で検定しなさい。

【解答】　この場合の帰無仮説は

$$\text{帰無仮説 } H_0 : p = 0.01 \tag{4.5}$$

とします。表現は違いますが，故障率が 1%以下なら OK だと考えて

$$\text{帰無仮説 } H_0 : p \leqq 0.01 \tag{4.6}$$

とするやり方もあります。どちらも同じ意味です。さて，対立仮説は帰無仮説の否定です。この場合は

$$\text{対立仮説 } H_1 : p > 0.01 \tag{4.7}$$

です。不良品の個数を X とおきます。帰無仮説が正しいと X は二項分布 $B(100, 0.01)$ に従います。P値は Excel か関数電卓を用いて計算します。不良品が2個出たので

$$\begin{aligned}
\text{P値} &= P(2 \leqq X) = 1 - P(X=0,1) \\
&= 1 - (1-0.01)^{100} - {}_{100}\mathrm{C}_1 (1-0.01)^{99} \times 0.01 \\
&= 0.264238 > 0.05
\end{aligned}$$

です。よって帰無仮説は棄却できないので，故障率は1%を越えたといえません。$p = 0.01$ はまれな事象だと考えてポアソン分布で計算してみましょう。期待値は

$$\lambda = np = 100 \times 0.01 = 1$$

ですから

$$\begin{aligned} \text{P 値} &= P(2 \leqq X) = 1 - P(X = 0, 1) \\ &= 1 - e^{-1}\frac{1^0}{0!} - e^{-1}\frac{1^1}{1!} = 1 - \frac{1}{e} - \frac{1}{e} = 0.264241 > 0.05 \end{aligned}$$

となります。答 $0.264238, 0.264241$ を見ると，この場合はポアソン分布で近似してもよいことがわかります。

問題 4.6　故障率1%の製品を毎日100個無作為抽出して調べる。もし，4個不良品が出たら故障率は1%を越えたといえるか。有意水準5%で検定しなさい。

【解答】 P 値 $= P(4 \leqq X) = 1 - P(X = 0, 1, 2, 3, 4) = 0.018 \leqq 0.05$ です。よって帰無仮説は棄却できるので，故障率は1%を越えたといえます。

4.3 2種類の過誤と有意水準

第1種の過誤（α エラー）は，帰無仮説が正しいのに棄却する過誤のことでした。α エラーの確率をP値といい，P値 $\leqq 0.05$ なら帰無仮説を棄却しました。有意水準5%というのは，α エラーを5%以下に抑えるということです。

もし，P値 > 0.05 としましょう。この場合は帰無仮説は棄却できません。このことを「帰無仮説を採択する」といいますが，これは「帰無仮説が正しい」と判定しているわけではなく「帰無仮説が間違いとはいえない」ということですから，結局「よくわかりません」と判定したことになります。しかし，この判定も実は間違っていたということもあるわけで，この場合のエラーを**第2種の過誤**（β エラー）といいます。つまり，β エラーは帰無仮説が正しくないのに採択する（棄却しない）過誤のことです。**検出力** $(1 - \beta)$ は，β エラーを起こさない確率のことです。エラーは小さい方がいいので検出力は大きい方がいいということになりますが，そう単純ではありません。α エラーと β エラーを同時に小さくする方法

検出力
power

は標本数を増やすことです。標本数が一定なら，α エラーを小さくすると β エラーは大きくなり，また β エラーを小さくすると α エラーは大きくなります。

■ 非劣性試験

新薬の臨床試験では多くの場合，標準薬より薬効が大きいという結論が必要です。ところが薬効が標準薬より大きいといえなくても，「同じ」であれば薬として認めるという「非劣性試験」が第98回薬剤師国家試験に出題されました。「同等性」を示すには別な議論が必要です。

4.4　比率の検定（大標本）

あるコインの表が出る比率 p の検定ですが，ここではコインを投げる回数 n が大きい場合を考えます。

問題 4.7　あるコインを 400 回投げたら表が 230 回出た。このコインの表が出る確率 p は $1/2$ と異なるといえるか。有意水準 5%で検定しなさい。

p は $1/2$ と異なるといえるかですから，帰無仮説は $H_0 : p = 1/2$ ，対立仮説は $H_1 : p \neq 1/2$ となります。

注意して下さい！

検定の方法は進化（変化）していて時代によって正しいとされる方法は異なります。この本に書かれていることも将来間違いとされるかもしれません。大事なのは方法を丸暗記することではなく，その方法を理解することです。そうすれば将来変更されても対応できます。たとえば第74回（1989年）薬剤師国家試験では「異なる2群間の平均値の差の検定」は「まず等分散の F 検定を行い，等分散であることを確かめたうえで t 検定する」という考えでした。現在でも「等分散の F 検定」,「等分散を仮定したスチューデントの t 検定」は行われますが,「等分散の F 検定を行ってから t 検定を行う」ということは多重性の問題があるとして行われなくなってきました。多重性の問題があるとは有意水準5%で検定を続けて行うと全体の有意水準が5%より大きくなるということです。本来検定は α エラーを 5%以下に設定します。もし，F 検定で 5 %, t 検定で 5%にして続けて行うと α エラーを起こさない確率は両方とも起こさないという $1 - 0.95^2 = 0.0975 > 0.05$ となり，5%を越えてしまうというわけです。1989年には両者は別々の検定だから多重性は考えなくて良いとされていましたが，現在では，「差の検定」と「等分散の検定」は別々の問題とするべきだと考えるようになってきています。したがって，第74回（1989年）当時の正解は現在では「誤り」と考えられます（考えてない人ももちろん大勢いますが）。

【解 1. P 値を求めて検定する方法（ノンパラメトリック法)】

帰無仮説が正しいなら表の出現回数 X は二項分布 $B(n,p) = B(400,1/2)$ に従います。X の期待値は $E(X) = np = 400 \times 1/2 = 200$ 回，分散は $V(X) = np(1-p) = 100$ 回^2 です。この場合 230 回出たので P 値と X の分布は次のようになります（図 4.4)。

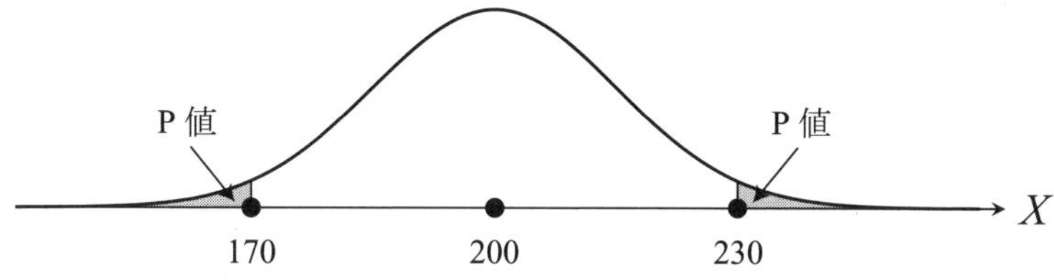

図 4.4　二項分布 $B(400,1/2)$ による両側 P 値

$$\text{（両側）P 値} = P(230 \leqq X, 170 \geqq X) = P(30 \leqq |X-200|)$$
$$= \sum_{j=0,\cdots,170,230,\cdots,400} {}_{400}\mathrm{C}_j 0.5^j (1-0.5)^{400-j} = 0.00312 \leqq 0.05$$

したがって，帰無仮説は棄却できますので，表が出る確率 p は 1/2 と異なるといえます。

【解 2. t 値を求めて検定する方法（パラメトリック法)】

解 1 は P 値の計算が大変です。次に中心極限定理「 n が大なら標本比率は正規分布に近づく」を用いる方法で検定しましょう。正規分布というパラメーターを用いるので**パラメトリック法**といいます。これに対して P 値を求める方法は**ノンパラメトリック法**といいます。もちろん，どちらでも検定結果は同じです。

パラメトリック法
parametric method

ノンパラメトリック法
non-parametric method

帰無仮説 $H_0 : p = 1/2$ が正しいと仮定します。このとき中心極限定理から出現比率 $\overline{p}$ の標準化 t は平均 0, 分散 1 の標準正規分布 $N(0,1)$ に近づきます。

次は，$N(0,1)$ の右側確率 α と右側 α 点 $z(\alpha) : \alpha = P(z(\alpha) \leqq t)$ の表です。ここにある値はよく使う値です。とくに

$$z(0.025) = 1.96,\ z(0.05) = 1.64 \tag{4.8}$$

は覚える必要があります。$z(0.5) = 0$ は当たり前ですが，なぜ当たり前なのかわからないとこの後の計算が理解できません。

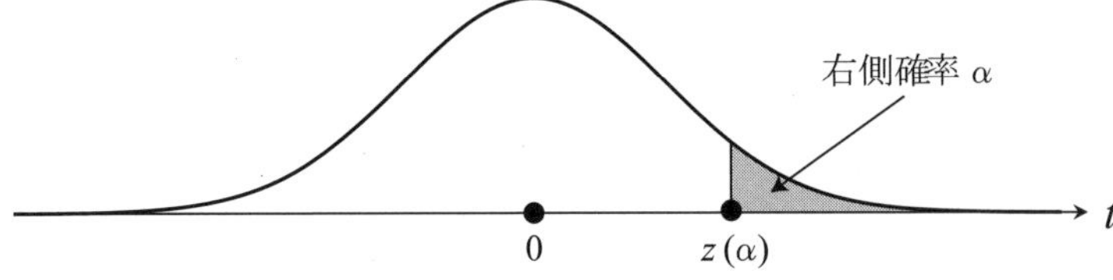

図 4.5　$N(0,1)$ の分布，$z(\alpha) = P(0 \leqq t \leqq \alpha)$

表 4.1

α	1	0.5	0.05	0.016	0.025	0.023	0.008	0.00135	0
$z(\alpha)$	$-\infty$	0	1.64	1	1.96	2	2.4	3	∞

さて帰無仮説が正しいなら，出現比率 $\overline{p}$ の期待値は $E(\overline{p}) = p = 1/2$, 分散は $V(\overline{p}) = \dfrac{p(1-p)}{n} = \dfrac{1/2(1-1/2)}{400}$ です。よって，その標準化の t 値は

$$t = \frac{\overline{p} - p}{\sqrt{\dfrac{p(1-p)}{n}}} = \frac{\frac{230}{400} - \frac{1}{2}}{\sqrt{\dfrac{1/2(1-1/2)}{400}}} = 3 \tag{4.9}$$

となります。（両側）P 値は，両端から足していくので図 4.6 の両側にあるアミ入れ部分の面積になります。

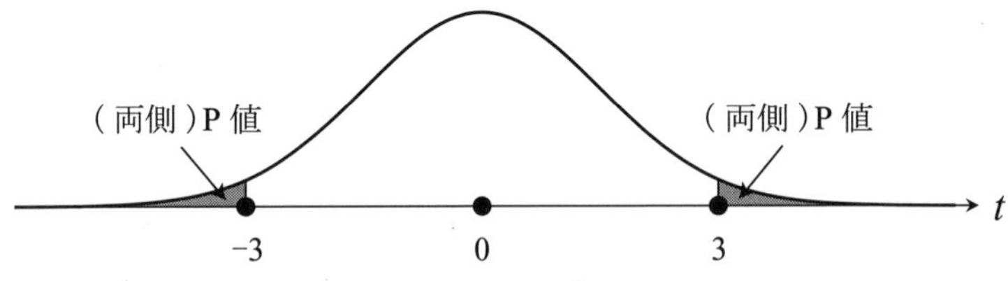

図 4.6　両側 P 値の求め方

上の表から $z(3) = 0.49865$ なので右側のアミ入れ部分の面積は

$$0.5 - z(3) = 0.5 - 0.49865 = 0.00135$$

です。したがって

$$\begin{aligned}（両側）\text{P 値} &= P(30 \leqq |X - 200|) = P(3 \leqq |t|) \\ &= (0.5 - 0.49865) \times 2 = 0.00270 \leqq 0.05\end{aligned} \tag{4.10}$$

となります。よって帰無仮説は棄却できるので，p は 1/2 と異なるといえます。

P 値は表から求めるのでやはり面倒です。そこで $z(0.025) = 1.96$ を利用します。0.025 を 2 倍すると 0.05 なので t 値 $= 1.96$ のときに両側 P 値 $= 0.05$ となっています。この 1.96 を正規分布の（両側） 95%点と

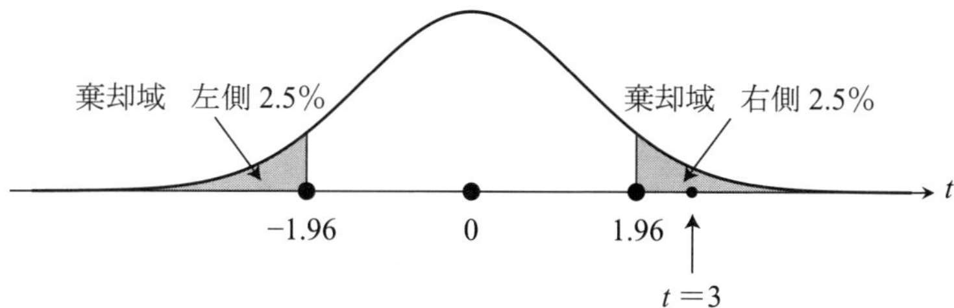

図 4.7 棄却域と t 値との関係

いいますが，図 4.7 から t 値 $\leqq -1.96$，または $1.96 \leqq t$ 値なら，（両側）P 値 $\leqq 0.05$ となるので，この範囲をアミ入れで表し棄却域といい，t 値が棄却域に入れば帰無仮説を棄却します。有意水準 5% ですから，右側に 2.5%，左側に 2.5%，合わせて 5%の棄却域が両側にありますので**両側検定**といいます。

図 4.7 の 1.96 は標準正規分布の 95%点とよばれ，とても大事な値ですから暗記して下さい。以上をまとめると次のようになります。

【解答】 帰無仮説が正しいなら t 値は

$$t = \frac{\frac{230}{400} - \frac{1}{2}}{\sqrt{\frac{1/2(1-1/2)}{400}}} = 3$$

です。t 値は棄却域に入るので帰無仮説は棄却できます。よって，p は 1/2 と異なるといえます。

［注意］ 厳密にいうと二項分布は離散分布ですから，たとえば

$$P(X = 230) = {}_{400}\mathrm{C}_{230}(1/2)^{230}(1-1/2)^{170}$$

となります。これを正規分布で近似する場合，正規分布は連続分布ですから

$$P(229.5 \leqq X \leqq 230.5)$$

となります。つまり 0.5 の補正が必要です。したがって t 値は

$$t = \frac{\frac{229.5}{400} - 0.5}{\sqrt{\frac{0.5(1-0.5)}{400}}} = 2.95$$

が正しいのですが，検定結果は $= 3$ の場合と同じです。よって，標本数 n が大の場合補正の必要はありません。

次は，右側検定の例です。

問題 4.8 あるコインを 400 回投げたら表が 210 回出た。このコインは表が出やすいというのだが，この結果から，このコインの表が出る確率 p は 1/2 より大きいといえるか。有意水準 5%で検定しなさい。

【解答】 帰無仮説は $H_0 : p = 1/2$, 対立仮説は $H_1 : p > 1/2$ となります。この場合は $p < 1/2$ は起こらないと考えています。よって，棄却域は図の右側 5%にするのが適当であると考えるのです。この場合 $z(0.05) = 1.64$ を用いると $P(1.64 \leqq t) = 0.05$ ですので（右側） 95%点は 1.64 になります（図 4.8）。

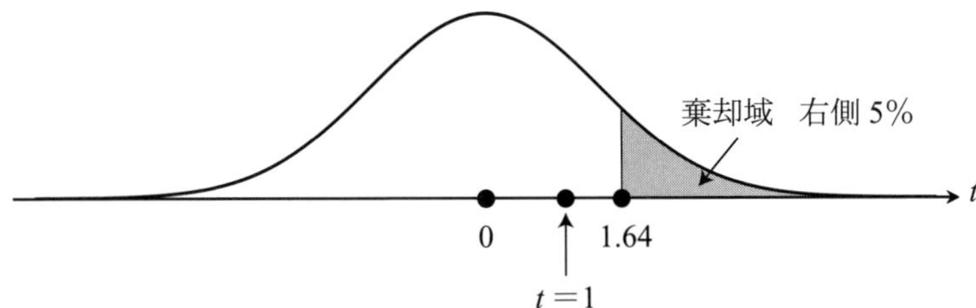

図 4.8　右側検定の棄却域

ここで，$t = \dfrac{\frac{210}{400} - \frac{1}{2}}{\sqrt{\dfrac{1/2(1-1/2)}{400}}} = 1$ は棄却域に入らない。よって帰無仮説は棄却できないので p は 1/2 より大きいといえない。

［注意］　この場合の P 値は棄却域が右側だけですので，$z(0.016) = 1$ より

$$（片側）\text{P 値} = P(210 \leqq X) = P(1 \leqq t) = 0.016 > 0.05 \tag{4.11}$$

です。よって，帰無仮説は棄却できませんので p は 1/2 より大きいといえません。結論が同じであることは当然ですが，この場合，「片側 P 値 ×2 = 両側 P 値」であることに注意しましょう。これは正規分布が左右対称になっているからです。左右対称でないと一般には異なります。

4.5　母平均の検定（分散既知）

ここでは母平均 μ の検定を行います。母集団 X は母平均 μ, 母分散 σ^2 の正規分布 $N(\mu, \sigma^2)$ に従うとします。母集団が正規分布でなくても中心極限定理から正規分布としてよいと考える。まず，母分散 σ^2 は既知（わかっている）とします。母平均がわからないのになぜ母分散がわかるのかと文句が出そうですが，母平均の検定は既知の場合の検定が基本です。この発展として t 検定を後で説明します。さて，次の問題を考えます。

問題 4.9　ある地方の新入生の身長は，毎年の調査から，標準偏差 $\sigma = 10$ cm の正規分布をしていることがわかっている。今年 400 人の新入生を無作為抽出して調べたら平均身長 $\overline{x} = 120$ cm であった。今年の平均身長 μ は 118.8 cm と異なるといえるか。有意水準 5%で検定しなさい。

【解答】 帰無仮説は $H_0:\ \mu = 118.8$, 対立仮説は $H_1:\ \mu \neq 118.8$ となります。帰無仮説 $\mu = 118.8$ が正しいなら標本平均 $\overline{x}$ は平均 $E(\overline{x}) = \mu = 118.8$, 分散 $V(\overline{x}) = \dfrac{\sigma^2}{n} = \dfrac{10^2}{400}$ に従います。よって，$\overline{x}$ の標準化 t は標準正規分布 $N(0,1)$ に従うので t 値は

$$t = \frac{\overline{x} - \mu_0}{\sqrt{\dfrac{\sigma^2}{n}}} = \frac{120 - 118.8}{\sqrt{\dfrac{10^2}{400}}} = 2.4$$

となります。したがって，t 値と棄却域は次のようになります（図 4.9）。

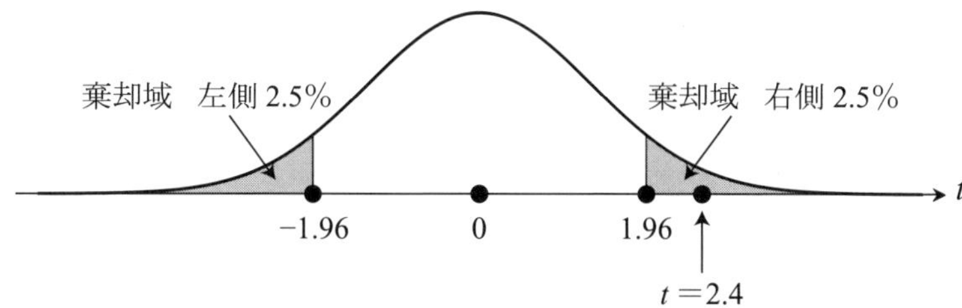

図 4.9　両側検定の 95%点は 1.96

ここで $t = 2.4$ は棄却域に入るので帰無仮説は棄却できます。よって，平均身長 μ は 118.8 cm と異なるといえます。

［注意］　この場合の P 値は棄却域が両側にあるので，$z(0.008) = 2.4$ より

$$\begin{aligned}（両側）P 値\ &= P(t \leqq -2.4) + P(2.4 \leqq |t|) = 2 \times 0.008 \\ &= 0.016 \leqq 0.05 \end{aligned} \tag{4.12}$$

です。よって，帰無仮説は棄却できますので μ は 118.8 cm と異なるといえます。もし，今年は例年より身長が高そうだという確かな根拠があれば，「今年の平均身長 μ は 118.8 cm より高いといえるか」という片側検定になります。このとき，帰無仮説は $H_0 : \mu = 118.8$, 対立仮説は $H_1 : \mu > 118.8$ となります。t 値 $= 2.4$ は同じですが棄却域は右側になります。

ここで $t = 2.4$ は棄却域に入るので帰無仮説は棄却できます。よって，平均身長 μ は 118.8 cm より高いといえるという結論になります。また（片側）P 値 $= P(2.4 \leqq t) = 0.008 \leqq 0.05$ です。

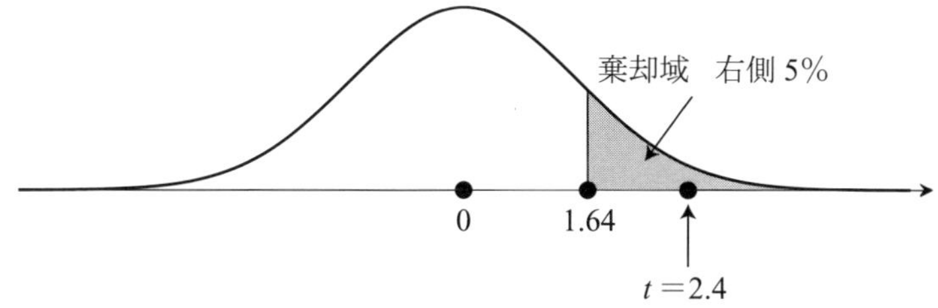

図 4.10　片側検定の 95 %点は 1.64

4.6 母平均の検定，スチューデントの t 検定（分散未知）

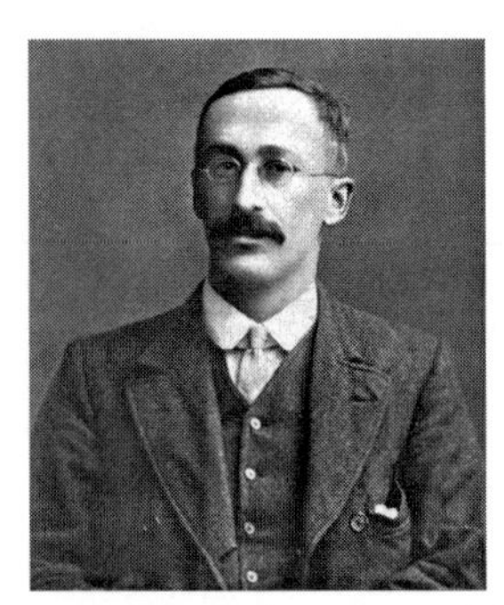

Gosset, W.S.（1876–1937年）
イギリス人統計学者
スチューデント (Student) はペンネーム。

母集団 X は正規分布 $N(\mu, \sigma^2)$ に従うが，母分散 σ^2 は未知の場合を考えます。前節では，標本平均 $\overline{X}$ の標準化 $t = \dfrac{\overline{x} - \mu}{\sqrt{\dfrac{\sigma^2}{n}}}$ が標準正規分布 $N(0,1)$ に従うことを使いました。

この章では σ^2 が不明なので，母分散 σ^2 を不偏分散 s^2 で代用して

$$t = \frac{\overline{x} - \mu}{\sqrt{\dfrac{s^2}{n}}} \tag{4.13}$$

を考えます。この t の分布を自由度 $n-1$ の t 分布といいます。自由度 $n-1$ の t 分布の（両側）95%点を $t(n-1, 0.025)$ と表します（図4.11）。

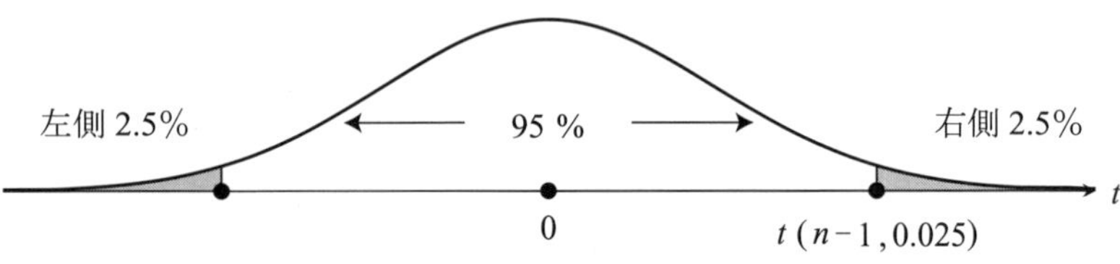

図 4.11　t 分布の両側 95 %点

【例題 4.3】　あるクラスから 4 人無作為抽出すると所持金は 240, 240, 240, 280 円だった。このクラスの平均所持金 μ は 230 円と異なるといえるか。有意水準 5%で検定しなさい。

【解答】　帰無仮説は $H_0 : \mu = 230$ 円，対立仮説は $H_1 : \mu \neq 230$ 円です。帰無仮説が正しいと，t は自由度 $n-1 = 4-1 = 3$ の t 分布に従います。標本平均は

$$\overline{x} = \frac{240 \times 3 + 280}{4} = 250 \text{ 円},$$

不偏分散は

$$s^2 = \frac{(240-250)^2 \times 3 + (280-250)^2}{4-1} = 400 \text{ 円}^2$$

です。よって，t 値は

$$t = \frac{\overline{x} - \mu}{\sqrt{\dfrac{s^2}{n}}} = \frac{250-230}{\sqrt{\dfrac{400}{4}}} = 2$$

となります。$t(3, 0.025) = 3.18$ ですから t 値と棄却域は次のようになります（図 4.12）。

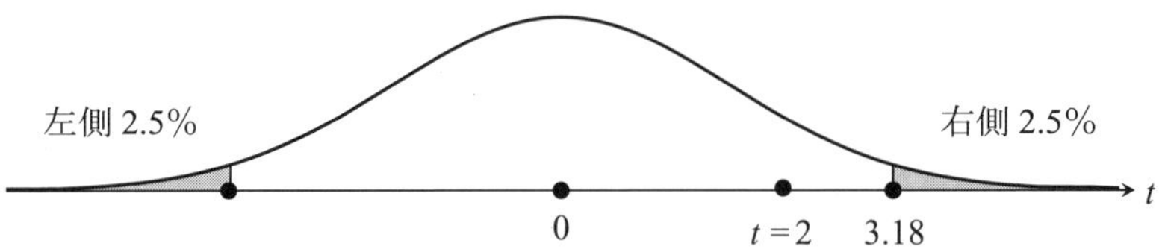

図 4.12　t 値と棄却域との関係

図 4.12 より $t = 2$ は棄却域に入りません。よって，帰無仮説は棄却できないので μ は 230 円と異なるといえません。

■ 95%信頼区間との関係

母平均の推定と検定は見方が違うだけで本質的には同じことです。この例で考えると μ の 95%信頼区間は

$$
\begin{aligned}
I_\mu &= \overline{x} \pm t(n-1, 0.025)\sqrt{\frac{s^2}{n}} = 250 \pm 3.18\sqrt{\frac{400}{4}} \\
&= 250 \pm 32 = [218, 282]
\end{aligned}
$$

となります。よって 95%信頼区間は 230 円を含みます。区間 $[218, 282]$ が μ を含む確率が 95%ですから $\mu = 230$ となる場合があるわけで，これでは「μ は 230 円と異なる」とはいえません。

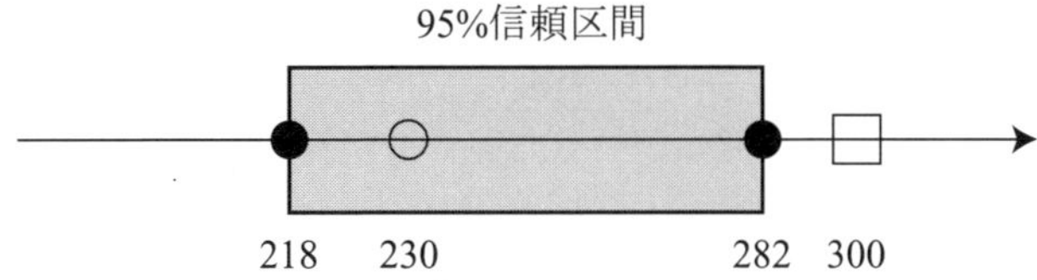

図 4.13　推定（信頼区間）と検定との関係

一方，95%信頼区間は 300 円を含みません。したがって，$\mu = 300$ とはなりません。ここで μ は 300 円と異なるといえるかという検定を行うと，$t = \dfrac{250 - 300}{\sqrt{\dfrac{400}{4}}} = -5$ となるので帰無仮説は棄却できるので μ は 300 円と異なるといえます（有意水準 5 %）。

推定と（両側）検定の関係をまとめると，次のようになります。

■ **両側検定と推定の関係**

μ の 95%信頼区間を $[a,b]$ とおく。

(1) μ は μ_0 と異なるといえる

$\iff \mu_0 \notin (a,b)$：μ_0を含まない　$\iff$　（両側）P 値 $\leqq 0.05$

(2) μ は μ_0 と異なるといえない

$\iff \mu_0 \notin (a,b)$：μ_0を含まない　$\iff$　（両側）P 値 > 0.05

4.7　差の検定

対応がある標本
paired sample

対応がない標本
unpaired sample

2群の母平均 μ_1，μ_2 に差があるかを調べます。帰無仮説は差がない $(\mu_1 = \mu_2)$ です。これを **差の検定**といいますが，**データに対応がある場合とない場合で検定方法が異なります。**

降圧剤は血圧を下げる薬です。患者 20 人に降圧剤 A を投与して，投与前の血圧と投与後の血圧を測定して降圧剤 A の効果を調べるとします。この場合データは投与前・後の 2 つになりますが，各患者の投与前・後という対応があるので**対応がある場合**になります。一方，降圧剤 A の効果を調べるために患者 20 人に降圧剤 A を投与し，別の患者 20 人にプラセボを投与して比較する場合は母集団がまったく異なりますので**対応がない場合**です。

対応がある t 検定
paired t-test

対応がない t 検定
unpaired t-test

Wilcoxon, F.（1892–1965 年）
統計学者

データに対応がある場合の差の検定は，母集団が正規分布に従うならスチューデントの対応がある t 検定，そうでない場合はノンパラメトリックのウィルコクソンの符号付き順位検定を行います。データに対応がない場合の差の検定は，母集団が正規分布で分散が等しい（等分散）としてよい場合はスチューデントの t 検定，正規分布だが分散が等分散でない場合はウェルチの t 検定，正規分布が不明の場合はノンパラメトリックのウィルコクソンの順位和検定を行います。t 検定でスチューデントは省略してもよいのですがウェルチの t 検定ではウェルチを省略してはいけません。単に t 検定したと書いてあれば，それはスチューデントの t 検定です。

4.7.1　差の検定（対応がある場合）

次の問題を考えます。

問題 4.10　ラット 7 匹に降圧薬 X を投与し，投与前後の血圧を調べた。降圧薬 X によって血圧は下がったといえるか。有意水準 5%で検定しなさい。

ラット	A	B	C	D	E	F	G
投与前 x_{1j}	170	168	155	160	169	172	167
投与後 x_{2j}	165	159	156	153	158	157	164

【解答】　次のように血圧が下がったラットは黒丸で，上がったラットは白丸で表すと，7 匹中 6 匹が下がっています（図 4.14)。

この場合，降圧薬なので血圧を下げる効果があるらしいと考えます。投薬前の平均血圧を μ(前), 投薬後は μ(後）とおくと帰無仮説は $H_0 : \mu$(前）$=$ μ(後), 対立仮説は $H_0 : \mu$(前）$>$ μ(後）となります。

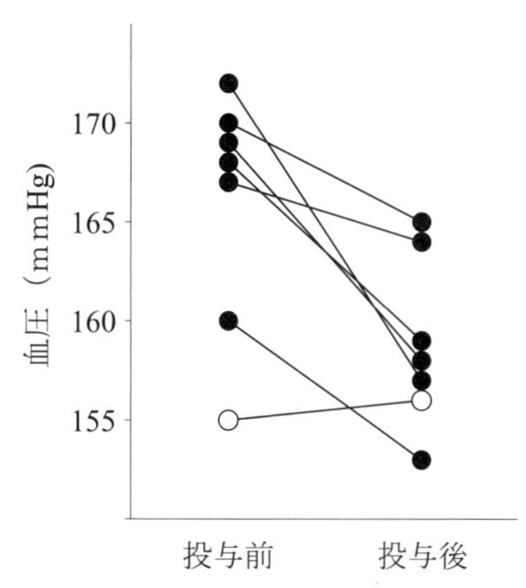

図 4.14　投与前と投与後の血圧

さて血圧は，正規分布であるとしてよい場合はスチューデントの対応がある t 検定を行います。なぜ正規分布としてよいかは根拠が必要です。たとえば，この降圧剤の効果が以前に対応がある t 検定で確かめられていて，それを確かめるという場合は問題にならないでしょうが，正規分布としてよい根拠を示しなさいと指摘されたら，きちんと答えられないといけません。正規分布であること（正確には，正規分布でないとはいえないこと）を示す検定はいくつかありますが，答えられないならノンパラメトリック法を用いるべきです。ここではまずスチューデントの対応がある t 検定を解説してからウィルコクソンの符号付き順位検定を解説します。

【解 1．スチューデントの t 検定】

この場合は「差 t_j（前－後)」を求めます（絶対値と間違わないように。マイナスがあります)。

ラット	A	B	C	D	E	F	G
投与前 x_{1j}	170	168	155	160	169	172	167
投与後 x_{2j}	165	159	156	153	158	157	164
差 $t_j = x_{1j} - x_{2j}$	5	9	−1	7	11	15	3

差 t_j の平均は

$$\bar{t} = \frac{\sum t_j}{n} = \frac{5+9-1+7+11+15+3}{7} = 7$$

で，不偏分散は

$$s^2 = \frac{\sum(t_j - \bar{t})^2}{n-1}$$
$$= \frac{1}{7-1}\left\{\begin{array}{r}(5-7)^2+(9-7)^2+(-1-7)^2+(7-7)^2\\ +(11-7)^2+(15-7)^2+(3-7)^2\end{array}\right\} = 28$$

になります。さて，差 t_j は正規分布に従うと仮定しています。よって，帰無仮説 $H_0 : \mu(前) = \mu(後)$ が正しいなら，$\bar{t}$ の標準化 $t = \dfrac{\bar{t}}{\sqrt{\dfrac{s^2}{n}}}$ は自由度 $n-1 = 7-1 = 6$ の t 分布に従います。

さて，血圧を下げるらしいと考えているので片側検定を行いますが，棄却域が右か左かを考えましょう。「差＝前－後」ですから，血圧が下がると「差」はプラスです。したがって，「差」がプラスの方が血圧が下がることを意味しますので，この場合は右側が棄却域になります（もし「差＝後－前」なら左側です）。よってこの場合は右側検定です。（片側）95%点は $t(5, 0.05) = 2.015$ で，t 値は

$$t = \frac{\bar{t}}{\sqrt{\dfrac{s^2}{n}}} = \frac{7}{\sqrt{\dfrac{28}{7}}} = 3.5 \tag{4.14}$$

ですので，t 値と棄却域は図4.15のようになります。

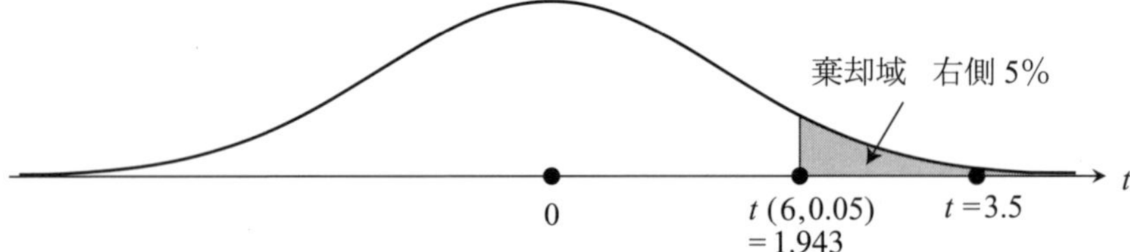

図4.15　t 値と棄却域との関係

図4.15より $t = 3.5$ は棄却域に入ります。よって，帰無仮説は棄却できるので血圧は下がったといえます。

[注意]　もし X が降圧剤でなくて謎の物質なら「血圧は変化したといえるか」という問題になります。帰無仮説は $H_0 : \mu(前) = \mu(後)$，対立仮説は $H_0 : \mu(前) \neq \mu(後)$ です。t 値は変わりませんが棄却域は血圧が上がる場合と下がる場合の両側に棄却域ができるので図4.16のようになります。

図4.16より $t = 3.5$ は棄却域に入ります。よって帰無仮説は棄却できるので血圧は変化したといえます。

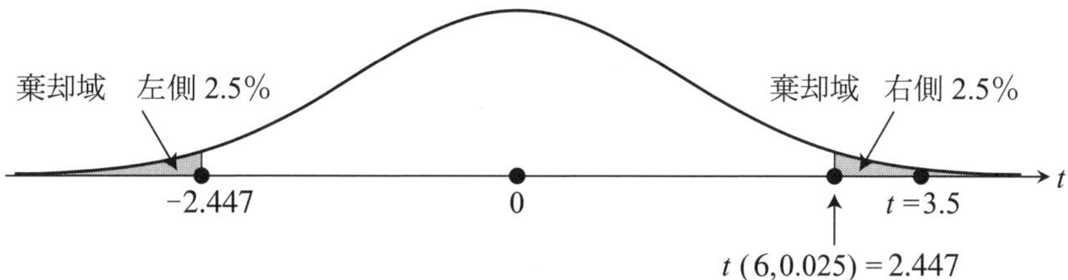

図 4.16　t 値と棄却域との関係

【解 2. ウィルコクソンの符号付き順位検定】

正規分布が仮定できない場合はノンパラメトリック法であるウィルコクソンの符号付き順位検定を行います。帰無仮説は $H_0 : \mu(\text{前}) = \mu(\text{後})$, 対立仮説は $H_0 : \mu(\text{前}) > \mu(\text{後})$ です。

ウィルコクソンの符号付き順位検定
Wilcoxon signed-rank test

ラット	A	B	C	D	E	F	G
投与前 x_{1j}	170	168	155	160	169	172	167
投与後 x_{2j}	165	159	156	153	158	157	164
差 $t_j = x_{1j} - x_{2j}$	5	9	−1	7	11	15	3
絶対値	5	9	1	7	11	15	3
小さい順	3	5	1	4	6	7	2

まず,「差 $t_j = x_{1j} - x_{2j}$ 」をとります。

次に，差 $\neq 0$ のデータ数 N を求めます。差 $= 0$ のデータは除くのです。この場合はありませんので $N = 7$ です。

そして,「差」の絶対値をとり，絶対値の小さい方から順位を付けます(同順位は平均順位)。

次に，血圧が下がったデータ全部の順位和 WS を求めます。この場合は，データ -1 は血圧が上がったので除いて

$$WS = 2 + 3 + 4 + 5 + 6 + 7 = 27$$

となります。ここで WS の意味を考えましょう。もし全部血圧が下がっていれば，$WS = 1 + 2 + \cdots + 7 = 28$, 逆に上がっていれば $WS = 0$ となります。$WS = 28$ がもっとも血圧が下がっている状態を表しますので，まず $WS = 28$ となる確率を求めましょう。もし帰無仮説「血圧は変わらない」が正しいなら，各データの血圧が上がる確率は 1/2, 下がる確率は 1/2 となるはずです。$WS = 28$ というのは 7 個のデータすべて正になっているわけで，各データが正になる確率は 1/2 ですから

$$P(WS = 28) = (1/2)^7$$

です。同様に $WS = 27$ は順位 1 のデータだけ負で，後は正の場合です

から

$$P(WS = 27) = (1/2) \times (1 - 1/2)^6$$

です（${}_7C_1$ はつきません。順位 2 のデータだけ負で，後は正の場合は $WS = 1 + 3 + 4 + \cdots + 7 = 26$ です）。このように計算すると，WS の分布は図 4.17 のようになります。

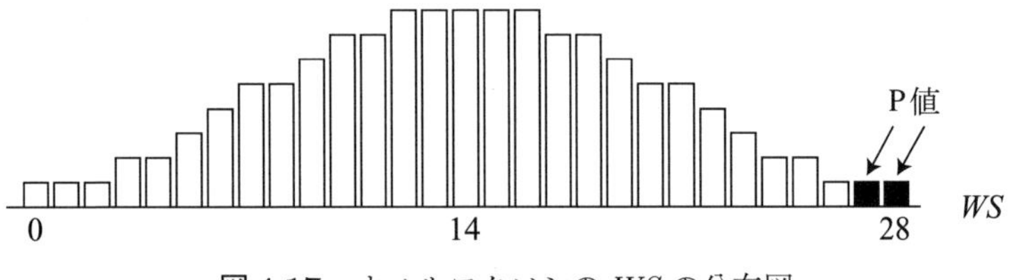

図 4.17　ウィルコクソンの *WS* の分布図

よって

$$\text{（片側）P 値} = P(27 \leqq WS) = P(WS = 27, 28)$$
$$= 2(1/2)^7 \fallingdotseq 0.015 \leqq 0.05$$

となります。よって帰無仮説は棄却できるので，血圧は下がったといえます。

■ 実際の計算

P 値を計算するのは大変なので，巻末の「ウィルコクソン符号付き順位検定」の表を用います。0 でないデータ数は $N = 7$ ですから，表から右側 95%点は $\overline{WS}(7, 0.05) = 25$ となります。棄却域と WS 値は図 4.18 のようになりますので，$WS = 27$ は棄却域に入ります。よって，帰無仮説は棄却できるので血圧は下がったといえます。

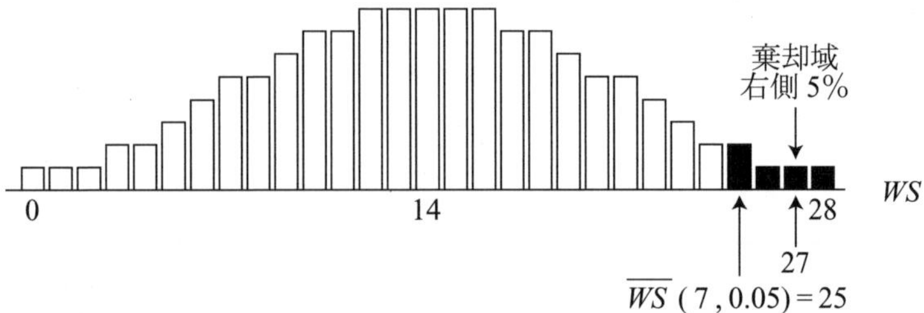

図 4.18　片側 95%点

[注意]　もし X が降圧剤でなく謎の物質なら，「血圧は変化したといえるか。有意水準 5 %」という問題になります。この場合，帰無仮説は「変化しない」，対立仮説は「変化する」になり，血圧が上がる場合，下がる場合の両方が考えられますので棄却域は両側になります。

図 4.19 より $WS = 27$ は棄却域に入ります。よって帰無仮説は棄却できるので血圧は変化したといえます。

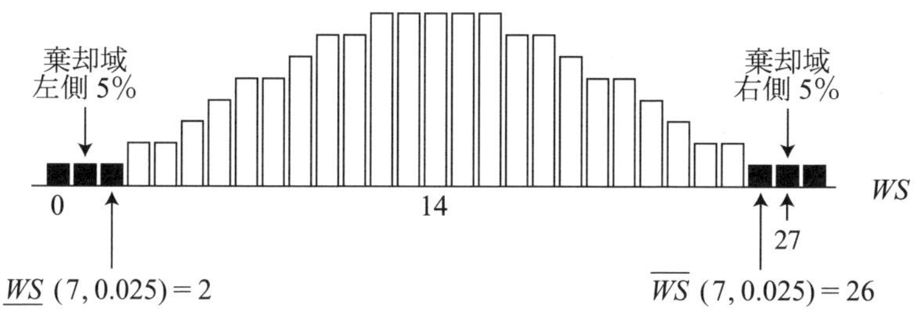

図 4.19　両側 95%点

4.7.2　差の検定（対応がない場合）

次の問題を考えます。

問題 4.11　ラット 8 匹に薬 A, 別のラット 8 匹に薬 B を投与して AUC を比較した。薬 A, B の AUC に差があるといえるか。有意水準 5%で検定しなさい。

AUC
area under blood concentration-time curve
血中濃度–時間曲線下面積

A：x_{1j}	5	17	21	21	29	33	33	41
B：x_{2j}	3	6	9	15	18	18	24	27

ラットの両群は別々なのでデータに対応がない場合の「差の検定」です。とりあえず A, B の AUC は正規分布 $N(\mu_1, \sigma_1^2), N(\mu_2, \sigma_2^2)$ に従う場合を説明します。正規分布を仮定できない場合は，ノンパラメトリック法のウィルコクソンの順位和検定を行いますが，これは後で説明します。まず母分散既知の場合から説明します。母分散既知ということは普通はありませんが，説明をわかりやすくするために述べておきましょう。

【解 1. 母分散既知の場合（正規分布）】

標本平均は

$$\overline{x}_1 = \frac{5 + 17 + 21 \times 2 + 29 + 33 \times 2 + 41}{8} = 25$$
$$\overline{x}_2 = \frac{3 + 6 + 9 + 15 + 18 \times 2 + 24 + 27}{8} = 15$$

です。$\overline{x}_1 = 25 \neq 15 = \overline{x}_2$ だから差があると思ってはいけません。いくつかの標本をとったらこうなっただけで $\mu_1 = 25 \neq 15 = \mu_2$ ではないからです。

帰無仮説は「差がない」$H_0 : \mu_1 = \mu_2$，対立仮説は $H_1 : \mu_1 \neq \mu_2$ です。

A, B 投与群は別々の群なので AUC は独立です。このとき「差 $\overline{x}_1 - \overline{x}_2$」は定理 2.13 より正規分布 $N\left(\mu_1 - \mu_2, \dfrac{\sigma_1^2}{n_1} + \dfrac{\sigma_2^2}{n_2}\right)$ に従います。よって，「差」の標準化

$$t = \frac{\overline{x}_1 - \overline{x}_2 - (\mu_1 - \mu_2)}{\sqrt{\dfrac{\sigma_1^2}{n_1} + \dfrac{\sigma_2^2}{n_2}}} = \frac{\overline{x}_1 - \overline{x}_2}{\sqrt{\dfrac{\sigma_1^2}{n_1} + \dfrac{\sigma_2^2}{n_2}}}$$

は標準正規分布 $N(0,1)$ に従います。

たとえば，A, B ともいままで多くの情報があって $\sigma_1^2 = 400, \sigma_2^2 = 400$ が既知だったとします。このとき t は標準正規分布 $N(0,1)$ に従うので，t 値は

$$t = \frac{\overline{x}_1 - \overline{x}_2}{\sqrt{\dfrac{\sigma_1^2}{n_1} + \dfrac{\sigma_2^2}{n_2}}} = \frac{25 - 15}{\sqrt{\dfrac{400}{8} + \dfrac{400}{8}}} = 1 \tag{4.15}$$

です。よって，棄却域と t 値は図 4.20 のようになります。

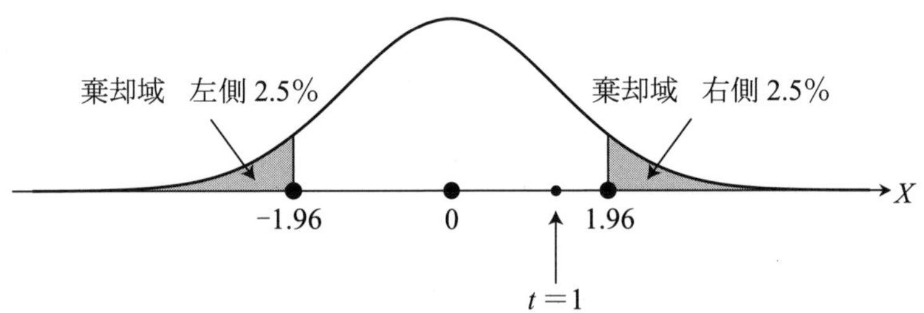

図 4.20　t 値と棄却域との関係

図 4.20 より $t = 1$ は棄却域に入りません。よって帰無仮説は棄却できないので，差があるといえません。

［注意］　もし $\sigma_1^2 = 100, \sigma_2^2 = 100$ なら $t = 2$ です。よって帰無仮説は棄却できるので差があるといえます。つまり，ばらつきが小さいと同じ差 $\overline{x}_1 - \overline{x}_2 = 15$ でも母平均に差があるといえることになります。データ数が非常に多い場合（数千？）なら σ_1^2, σ_2^2 は不偏分散 s_1^2, s_2^2 で代用してもよいです。少ない場合は代用できないのでスチューデントの t 検定，ウェルチの t 検定，ウィルコクソン順位和検定を行います。

【解 2.　スチューデントの t 検定】

もし，母集団が正規分布で分散が等しい（$\sigma_1^2 = \sigma_2^2$ 等分散）としてよい場合はスチューデントの t 検定を行います。不偏分散は

$$s_1^2 = \frac{1}{7}\left\{\begin{array}{l}(5-25)^2+(17-25)^2+(21-25)^2\times 2\\ +(29-25)^2+(33-25)^2\times 2+(41-25)^2\end{array}\right\} = 128$$

$$s_2^2 = \frac{1}{7}\left\{\begin{array}{l}(3-15)^2+(6-15)^2+(9-15)^2+(15-15)^2\\ +(18-15)^2\times 2+(24-15)^2+(27-15)^2\end{array}\right\} = 72$$

なので同程度のように見えます。分散が同程度としてよいかは後述します F 検定で確かめることができますが，ここでは同程度であるとしましょう。次がスチューデントの t 検定です。

帰無仮説が正しければ

$$t = \frac{\overline{x}_1 - \overline{x}_2}{\sqrt{\dfrac{(n_1-1)s_1^2+(n_2-1)s_2^2}{n_1-1+n_2-1}\left(\dfrac{1}{n_1}+\dfrac{1}{n_2}\right)}} \tag{4.16}$$

は

$$\text{自由度} \quad = n_1 - 1 + n_2 - 1 = 8 - 1 + 8 - 1 = 14 \tag{4.17}$$

の t 分布に従います。この場合 t 値は

$$t = \frac{25-15}{\sqrt{\dfrac{(8-1)128+(8-1)72}{8-1+8-1}\left(\dfrac{1}{8}+\dfrac{1}{8}\right)}} = 2$$

で，（両側） 95%点は $t(14, 0.025) = 2.14$ です。よって，棄却域と t 値は図 4.21 のようになります。

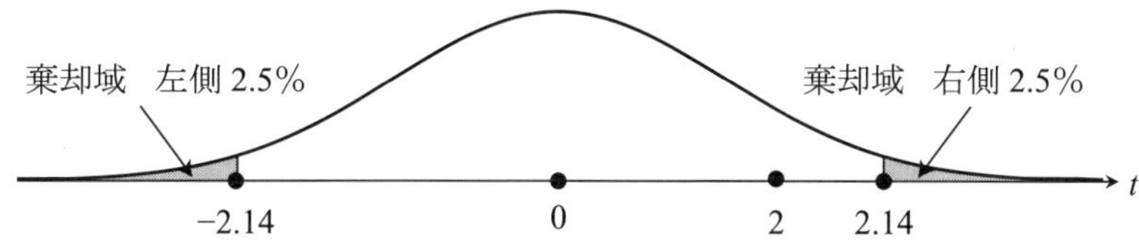

図 4.21　t 値と棄却域との関係

図 4.21 より $t = 2$ は棄却域に入りません。よって帰無仮説は棄却できないので，差があるといえません。

［注意］　$\dfrac{(n_1-1)s_1^2+(n_2-1)s_2^2}{n_1-1+n_2-1}$ は不偏分散 s_1^2, s_2^2 の重み付き平均です。

【解 3.　ウェルチの t 検定】

等分散でない場合はウェルチの t 検定，またはノンパラメトリック法のウィルコクソンの符号付き順位検定を行います。次がウェルチの t 検定です。帰無仮説が正しいと

$$t = \frac{\overline{x}_1 - \overline{x}_2}{\sqrt{s_1^2/n_1 + s_2^2/n_2}} \tag{4.18}$$

は

$$\text{自由度}\ \fallingdotseq k = \frac{\left(s_1^2/n_1 + s_2^2/n_2\right)^2}{\dfrac{\left(s_1^2/n_1\right)^2}{n_1 - 1} + \dfrac{\left(s_2^2/n_2\right)^2}{n_2 - 1}} \tag{4.19}$$

の t 分布に従います。このとき 自由度

$$\frac{(128/8 + 72/8)^2}{\dfrac{(128/8)^2}{8-1} + \dfrac{(72/8)^2}{8-1}} \fallingdotseq 13$$

なので（両側） 95%点は $t(13, 0.025) = 2.16$ です。t 値は

$$t = \frac{25 - 15}{\sqrt{\dfrac{128}{8} + \dfrac{72}{8}}} = 2$$

なので棄却域と t 値は図 4.22 のようになります。

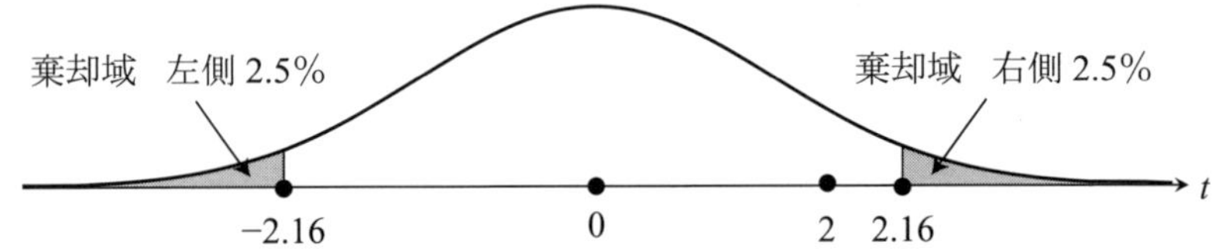

図 4.22　t 値と棄却域との関係

図 4.22 より $t = 2$ は棄却域に入りません。よって帰無仮説は棄却できないので，差があるといえません。

【解 4. ウィルコクソンの順位和検定】

次に，正規分布を仮定しないノンパラメトリック法のウィルコクソンの順位和検定を説明します。

まず，16 個のデータに小さい方から順位を付けます。同じ値 21, 21 は 9, 10 番目ですから平均して 9.5, 9.5 番目にします。このとき次のようになります。

$A : x_{1j}$	5	17	21	21	29	33	33	41
順位	2	6	9.5	9.5	13	14.5	14.5	16
$B : x_{2j}$	3	6	9	15	18	18	24	27
順位	1	3	4	5	7.5	7.5	11	12

次に，A にあるデータの順位を足して順位和

$$W = 2 + 6 + 9.5 \times 2 + 13 + 14.5 \times 2 + 16 = 85 \tag{4.20}$$

を求めます。

ここで，W の分布を考えましょう。W は 1 から 16 のうち 8 個の順位の和ですから，最小値は $W = 1 + 2 + 3 + \cdots + 8 = 36$, 最大値は $W = 9 + 10 + \cdots + 16 = 100$ です。$W = 36$ は A が B より小さい，$W = 100$ は A が B より大きい，平均 $(36 + 100)/2 = 68$ は A, B が同じ場合を表します。$W = 85$ は平均 68 から $85 - 68 = 17$ 離れているので，両側 P 値 $= P(17 \leqq |W - 68|)$ となります。この値を求めることは困難です。ここではウィルコクソンの順位和検定の表を用います。巻末の表から図 4.23 のような棄却域が得られます。

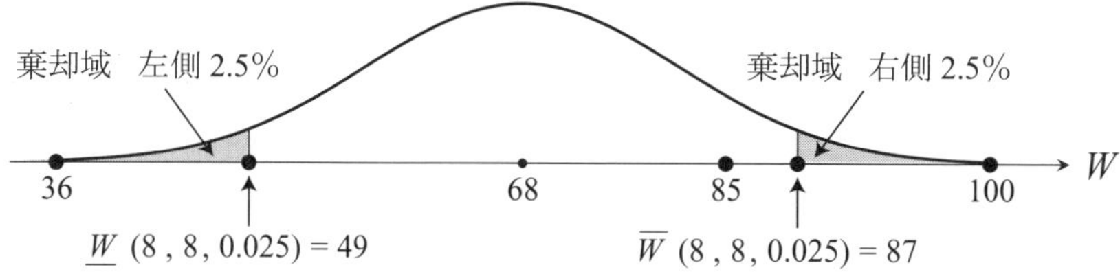

図 4.23　W 値と棄却域との関係

図 4.23 より $W = 85$ は棄却域に入りません。よって帰無仮説は棄却できないので差があるといえません。

■ P 値の求め方

たとえば，$P(W = 100)$ を求めましょう。このとき 1 から 16 の順位のうち，大きい方 9 から 16 が A のデータの順位になっています。帰無仮説が正しいと A の 8 個のデータには 1 から 16 の順位がばらばらに入るはずです。したがって，順位の入り方の数は ${}_{16}C_8 = 12870$ です。そのうち A の順位和が $W = 100$ になるのは A の順位が 9, 10, 11, 12, $\cdots$, 16 となる 1 通りですから $P(W = 100) = 1/12870$ となります。同様に，$W = 99$ になるのは A の順位が 8, 10, 11, 12, $\cdots$, 16 となる 1 通りですから，$P(W = 99) = 1/12870$ となります。以下同様ですが，大変面倒です。

■ マン・ホイットニーの U 検定

数学的にはウィルコクソンの順位和検定と同じですが，マン・ホイットニーの U 検定を説明します。

まず A, B の順位和 R_1, R_2 を求めます。

$$A の順位和\ R_1 = 2 + 6 + 9.5 \times 2 + 13 + 14.5 \times 2 + 16 = 85,$$

$$B の順位和\ R_2 = 1 + 3 + 4 + 5 + 7 + 8 + 11 + 12 = 51$$

Mann, H.B.（1905–2000年）

Whitney, D.R.（1915–2001年）

次に U_1, U_2, U 値を求めます。A は $n_1 = 8$ 個のデータがあり，B も $n_2 = 8$ 個のデータですので

$$U_1 = R_1 - \frac{1}{2}n_1(n_1 + 1) = 85 - 36 = 49,$$

$$U_2 = R_2 - \frac{1}{2}n_2(n_2 + 1) = 51 - 36 = 15$$

となります。U 値は

$$U = \min\{U_1, U_2\} = \min\{29, 15\} = 15$$

です。

マン・ホイットニー検定
Mann-Whitney test

マン・ホイットニーの U 検定の表（本書にはありません）には $n_1 = 8, n_2 = 8$ の場所に 13 と書いてあります。これは $U \leqq 13$ なら帰無仮説が棄却できるという意味です。この場合は $U = 15$ です。よって，帰無仮説は棄却できないので差があるといえません。

■ 等分散の F 検定

2つの正規母集団の母分散 σ_1^2, σ_2^2 が異なるといえるか検定しましょう。次の問題を考えます。

問題 4.12　ラット8匹に薬A, 別のラット8匹に薬Bを投与してAUCを比較した。薬 A, B の AUC の分散は異なるといえるか。有意水準5%で検定しなさい。

$A : x_{1j}$	5	17	21	21	29	33	33	41
$B : x_{2j}$	3	6	9	15	18	18	24	27

帰無仮説は「等分散である $\sigma_1^2 = \sigma_2^2$」ですがこれを

$$\frac{\sigma_1^2}{\sigma_2^2} = 1$$

と変形します。次が「等分散の F 検定」です。帰無仮説が正しいなら

$$F = \frac{s_1^2}{s_2^2}$$

は自由度 $(n_1 - 1, n_2 - 1) = (7, 7)$ の F 分布に従い，図 4.24 のようになります。

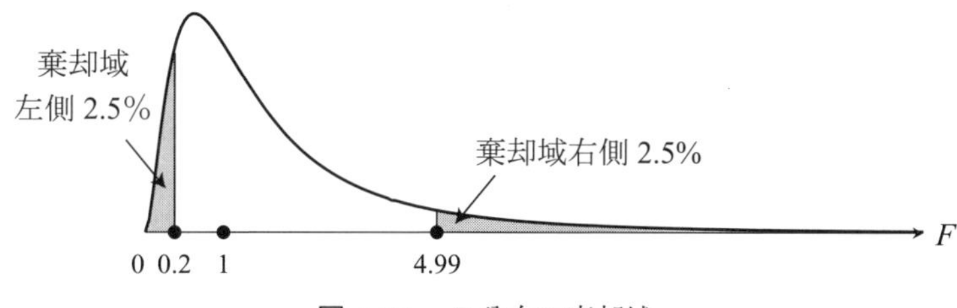

図 **4.24**　F 分布の棄却域

F 分布は $0 \leqq F$ で，期待値は $E(F) = 1$ という特徴があります。帰無仮説に対応するのは $F = 1$ です。よって F 値 が 1 なら帰無仮説は棄却できませんが，F 値 がすごく大きかったり，小さかったりすると帰無仮説は棄却できます。よって両側検定になります。ここで，自由度 $(7,7)$ の F 分布表から 右側 95%点は $F(n_1 - 1, n_2 - 1, 0.025) = F(7, 7, 0.025) = 4.99$ です。これで右側の棄却域がわかります。左側 95%点は 4.99 の逆数 $1/4.99 \fallingdotseq 0.200$ です（正確には $1/F(n_2 - 1, n_1 - 1, 0.025)$ です。n_1 と n_2 とが入れ替わります)。F 値は

$$F = \frac{s_1^2}{s_2^2} = \frac{128}{72} \doteqdot 1.78$$

ですから，棄却域と F 値は図 4.25 のようになります。

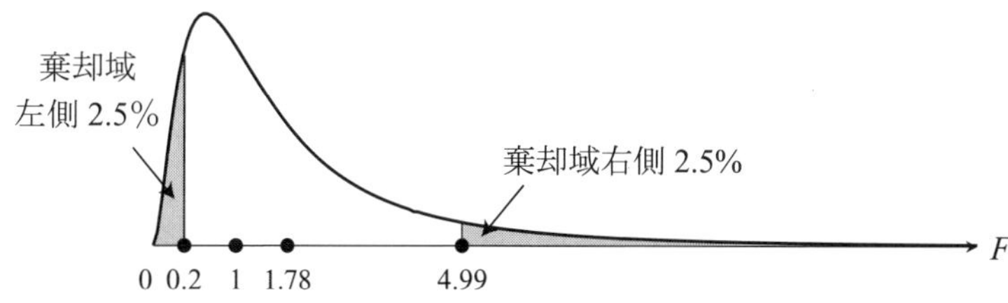

図 **4.25**　t 値と棄却域との関係

図 4.25 より $F = 1.78$ は棄却域に入りません。よって帰無仮説は棄却できないので，分散が異なるとはいえません。

演習問題 4

［問題 1］ あるコインを 100 回投げたら表が 25 回出た。このコインの表が出る確率 p は 1/5 と異なるといえるか。有意水準 5%で検定しなさい。

(1) ［帰無仮説］H_0 : □　　［対立仮説］H_1 : □

(2) $t = \dfrac{\overline{p} - p}{\sqrt{\dfrac{p(1-p)}{n}}} =$

帰無仮説が正しいなら t は $N(0, 1)$ に近づくので，棄却域は次のようになる。

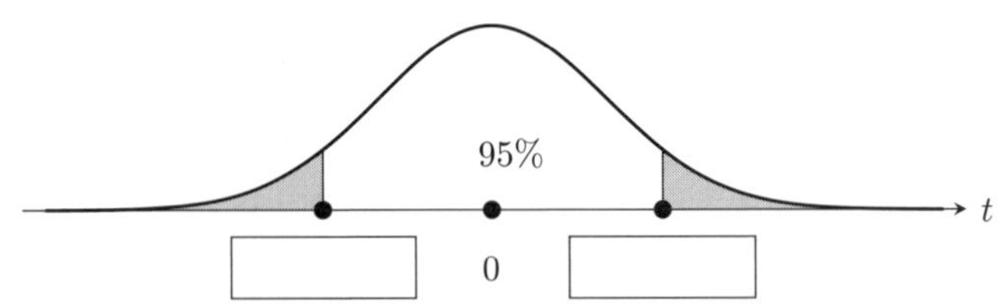

t 値は棄却域に □ ので，p は 1/5 と異なると □

(3) p の 95%信頼区間は $I_p =$

95%信頼区間は 1/5 を □ ので，p は 1/5 と異なると □

［問題 2］ クラスから 5 人を無作為抽出し，昼食代を調べると 120, 140, 150, 160, 180 円だった。

(1) 標本平均 $\overline{x}$，不偏分散 s^2 を求めよ。

(2) このクラスの昼食代の母平均 μ は 120 円と異なるといえるか。有意水準 5%で検定しなさい。

［帰無仮説 H_0］: □　　［対立仮説 H_1］: □

(2-1) 95%信頼区間 $I_\mu = \overline{x} \pm t(n-1, 0.025)\sqrt{\dfrac{s^2}{n}} =$

95%信頼区間は 120 を □ ので，μ は 120 円と異なると □

(2-2) $t = \dfrac{\overline{x} - \mu}{\sqrt{\dfrac{s^2}{n}}} =$

帰無仮説が正しいなら t は自由度 □ の t 分布に従うので，棄却域は次のようになる。

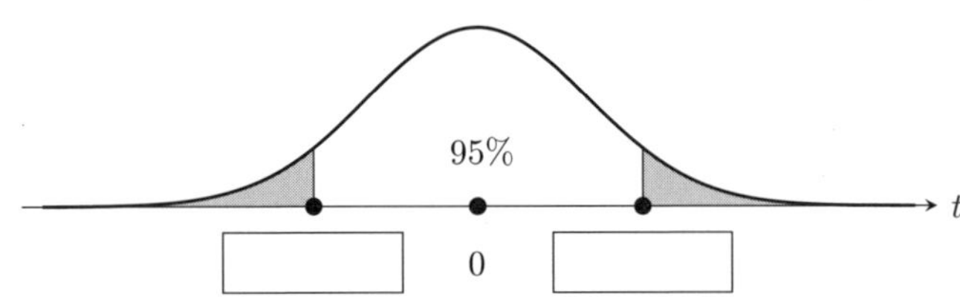

t 値は棄却域に □ ので，μ は 120 円と異なると □

(3) μ は 175 円より安いといえるか。有意水準 5%（片側検定）で検定しなさい。

［帰無仮説 H_0］：□　　［対立仮説 H_1］：□

$t =$ □，t 値は棄却域に □ ので，μ は 175 円より安いと □

［問題 3］ ラットを 8 匹ずつ無作為抽出し，第 1 群に薬 A，第 2 群に薬 B を投与して AUC を測定した。

第 1 群 x_{1j}	5	9	9	11	15	15	17	23
第 2 群 x_{2j}	2	10	18	26	26	34	42	50

(1) 標本平均，不偏分散を求めよ。

(2) 両群の AUC の母平均 μ_1，μ_2 に差があるといえるか。有意水準 5%で検定しなさい。

［帰無仮説 H_0］：□　　［対立仮説 H_1］：□

(2-1) 〈ケース 1〉$\sigma_1^2 = 100, \sigma_2^2 = 100$ が既知とする。（小数第 2 位まで）

$$t = \frac{\overline{x}_1 - \overline{x}_2}{\sqrt{\dfrac{\sigma_1^2}{n_1} + \dfrac{\sigma_2^2}{n_2}}} =$$

帰無仮説が正しいなら t は $N(0,1)$ に従うので棄却域は次のようになる。

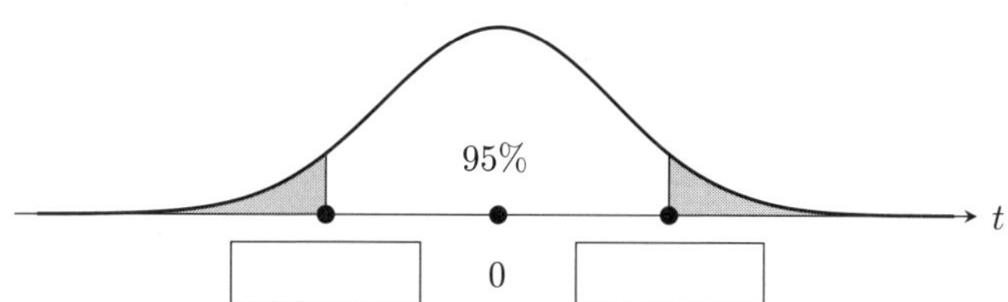

t 値は棄却域に □ ので差があると □

(2-2) 〈ケース 2〉「等分散らしい」としてスチューデントの t 検定でしなさい。（小数第 2 位まで）

$$t = \frac{\overline{x}_1 - \overline{x}_2}{\sqrt{\dfrac{(n_1-1)s_1^2 + (n_2-1)s_2^2}{n_1 - 1 + n_2 - 1}\left(\dfrac{1}{n_1} + \dfrac{1}{n_2}\right)}} =$$

帰無仮説が正しいなら t は自由度 $n_1 - 1 + n_2 - 1 =$ □ の t 分布に従うので棄却域は次のようになる。

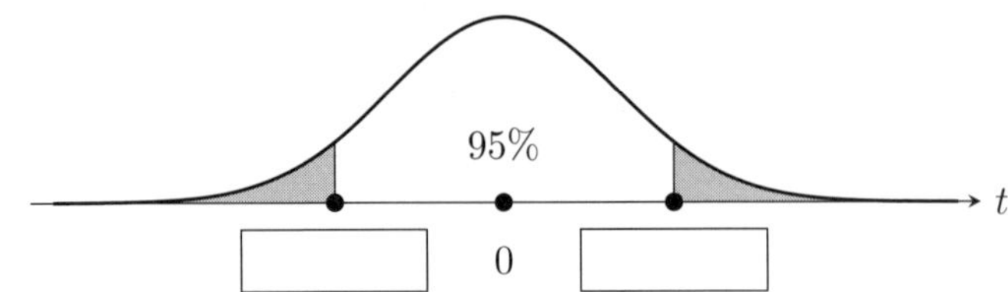

t 値は棄却域に［　　］ので差があると［　　］

(2-3)　〈ケース 3〉ウェルチの t 検定でしなさい。（小数第 2 位まで）

$$自由度 k \doteqdot \frac{\left(s_1^2/n_1 + s_2^2/n_2\right)^2}{\dfrac{\left(s_1^2/n_1\right)^2}{n_1 - 1} + \dfrac{\left(s_2^2/n_2\right)^2}{n_2 - 1}} = \boxed{}, \quad t = \frac{\overline{x}_1 - \overline{x}_2}{\sqrt{\dfrac{s_1^2}{n_1} + \dfrac{s_2^2}{n_2}}} = \boxed{}$$

帰無仮説が正しいなら t は自由度 k の t 分布に従うので，棄却域は次のようになる。

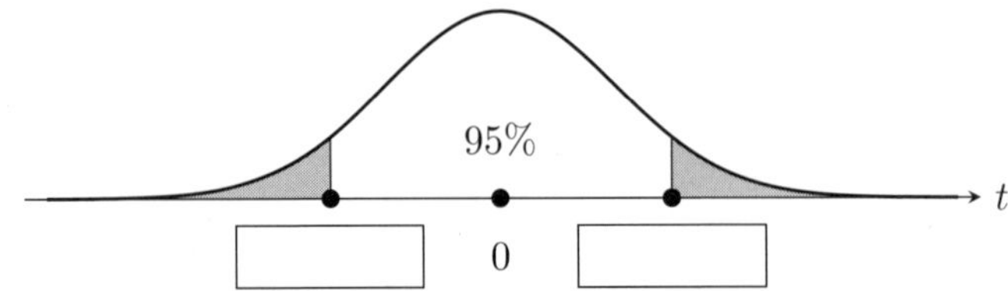

t 値は棄却域に［　　］ので差があると［　　］

(2-4)　〈ケース 4〉ウィルコクソンの順位和検定せよ。

第 1 群 x_{1j}	5	9	9	11	15	15	17	23
順位								
第 2 群 x_{2j}	2	10	18	26	26	34	42	50
順位								

$W =$

ウィルコクソンの表から次のような棄却域が得られる。

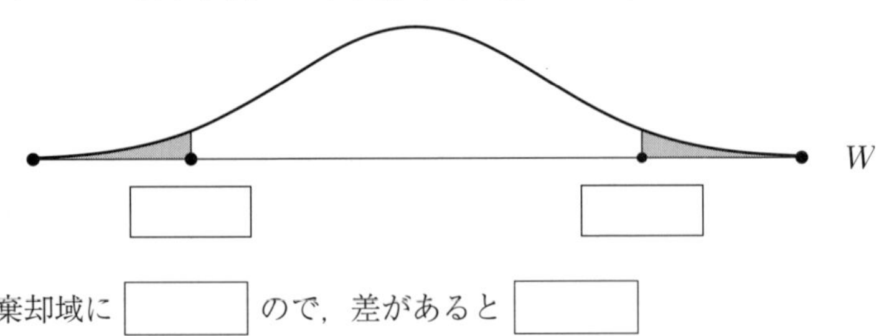

W 値は棄却域に［　　］ので，差があると［　　］

[問題 4]　ラット 8 匹に X を投与し，投与前・後の血圧を調べた。

ラット	1	2	3	4	5	6	7	8
後	174	161	172	185	175	181	160	170
前	164	150	160	180	170	180	162	172
差 t_j = 後 − 前								

(1) t_j の平均，分散を求めなさい。

(2) 血圧は変化したといえるか。有意水準 5%で検定しなさい。
[帰無仮説 H_0]：μ(後) [　　] μ(前)　[対立仮説 H_1]：μ(後) [　　] μ(前)

(2-1) スチューデントの paired t-test しなさい。$t = \dfrac{\bar{t}}{\sqrt{s^2/n}} =$
帰無仮説が正しいなら t は自由度 [　　] の t 分布に従うので，棄却域は次のようになる。

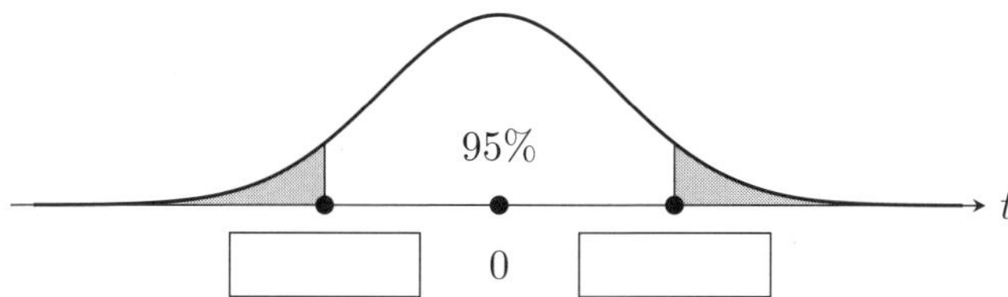

t 値は棄却域に [　　] ので，血圧は変化したと [　　]

(2-2) ウィルコクソンの符号付き順位検定しなさい。

ラット	1	2	3	4	5	6	7	8
投与後 投与前	174 164	161 150	172 160	185 180	175 170	181 180	160 162	170 172
差 t_j = 後 − 前								
絶対値								
小さい順位								

差 $\neq 0$ のデータ数は $N =$ [　　] である。$WS =$
ウィルコクソンの表から次のような棄却域が得られる。

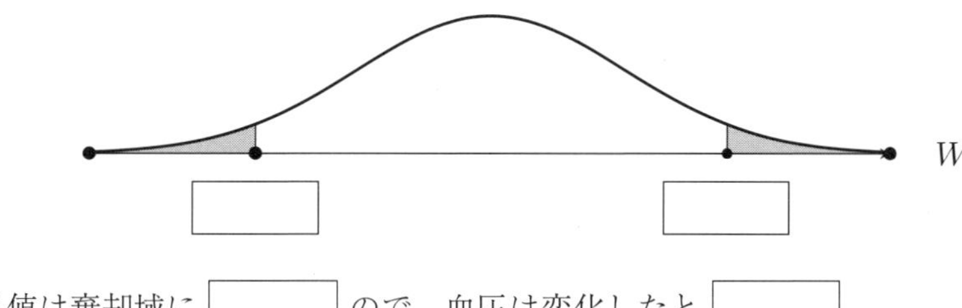

WS 値は棄却域に [　　] ので，血圧は変化したと [　　]

[第 87 回問 182] わが国の臨床試験（治験）に関する記述の正誤を述べよ。

a. 新規薬物の臨床効果は可能な限り，プラセボと比較すべきである。
b. 対象患者の無作為化割り付けの目的は，治療群間での効果に影響する要因の系統的な偏りを排除することである。
c. 二重遮へい（盲験）試験は，薬効評価における患者側のプラセボ効果排除のみを目的としている。

[第 87 回問 213] 臨床試験デザインや統計解析に関する記述の正誤を述べよ。

a. 盲験化と無作為化は，臨床試験における偏りを回避するために有用な技法である。
b. 臨床試験により有効性の実証された標準薬が存在しない場合，対照薬としてプラセボの使用ができる。

c. 無作為に分けた2群の一方に試験薬 A を，他方に対照薬 B を用いて薬の治療効果を比較する場合，対応のある t 検定を用いる。

d. 2群間の差が5パーセント水準で有意であるとして，帰無仮説を棄却した場合，両群間に差があるものを誤って否定する危険が20回に1回であることを意味する。

e. 臨床データの種類には，計量尺度や順序尺度によるものがあり，順序尺度の検定法としてウィルコクソン法がある。

［第93回問230］ データ解析に関する記述の正誤を述べよ。

a. t 検定はパラメトリック検定である。

b. ノンパラメトリック検定では，データが正規分布していなければならない。

c. χ^2 検定は，被験薬の投与群と非投与群との比較に用いられる。

d. 最小二乗法により求められる相関係数は，-1.0 から 1.0 の範囲の値として得られる。

e. 有意水準とは，対立仮説を棄却する確率のことである。

［第98回問298］ 既存の降圧薬 X を対照とした新規降圧薬 Y の非劣性を検討する治験を実施することになった。Y が X に対して非劣性であると結論づけられるケースとして，記述の正誤を述べよ。

1. X と比較して Y の血圧低下幅が，統計的に有意に大きかった。

2. X と Y との間で，血圧低下幅に統計的に有意な差が認められなかった。

3. 5 mmHg の差を許容しうる下限同等限界として試験を行った結果，X より Y の方が血圧低下幅が小さかったが，その差は統計的に 5 mmHg より有意に小さかった。

4. 投与前と比較して X は危険率 5%未満，Y は危険率 1%未満でいずれも統計的に有意に血圧を低下させた。

5. X と Y の血圧低下幅の母平均の差の比が 0.80 ～ 1.25 の範囲にあった。

［第99回問67］ 正規分布が仮定できる数値データについて，2群間の平均値の差の検定に用いる統計手法はどれか。1つ選べ。

1. 符号検定　**2.** χ^2 検定　**3.** Student の t 検定　**4.** Fisher の直接確率法　**5.** Wilcoxon の順位和検定

［第100回問67］ 仮説検定における第1種の過誤はどれか。1つ選べ。

1. 誤った統計手法で対立仮説を棄却する過誤

2. 棄却すべきでない対立仮説を誤って棄却する過誤

3. 棄却すべきでない帰無仮説を誤って棄却する過誤

4. 棄却すべきでない対立仮説を棄却し損なう過誤

5. 棄却すべきでない帰無仮説を棄却し損なう過誤

第5章
比率の検定と推定

◆ 学習の目標 ◆

疫学研究は，集団を対象に疾患の要因と疾患，危険因子や健康問題などの因果関係を検証する学問です。医薬品の臨床試験，製造販売後調査にも疫学調査が使用されており，薬剤師が疫学研究に関わる部分は大きくなってきています。

本章では，疫学研究で使われる χ^2 検定，オッズ比，相対危険度を理解していきます。

[キーワード]

期待値と観測値，χ^2 検定，相対危険度，オッズ比

5.1 疫学研究

疫学研究は，集団における疾患の要因と疾患，危険因子や健康問題などの因果関係を調べるために行われます。疫学の手法はさまざまな観点から分類されます。1つは，研究者が研究の流れに対し直接的に影響を与えるか否か，による分類です。直接的な行為(薬剤や治療方法の変更など)を通じて被験者を調査するものを**介入研究**といいます。この介入研究には無作為対照試験などがあります。

一方，被験者の治療に直接的に介入することなく，カルテなどの医療記録からデータを収集することのみで，治療の流れに影響を与えない場合を**観察研究**といいます。観察研究には，時間を基準に考える分類も存在します。ある特定の時点における疾患の状況を観察・研究することにより，危険因子や疾患の要因を見つけ出すものを**横断研究**といいます。さらに，時間軸に沿って(過去や未来における)，疾患の様態の変化と予想される要因との関連を探るものに**縦断研究**があります。時間軸を基準に，観察研究は**要因−対照研究(コホート研究)**と**症例−対照研究(ケースコントロール研究)**に分けられます。要因−対照研究は，疑わしい要因に曝露された集団とそうでない集団を，時間を追って(稀なケースですが，過去に遡ることもあります)観察し，疾患や健康問題が発生する率の差異から，疑わしい要因が確かに当該疾患または健康問題の要因となっているのかどうかを探ります。この研究は，これから未来に向かって調査する研究であるため，**前向き研究**ともいわれます。一方，症例−対照研究は，特定の疾患の罹患者と健常者の集団を設定し，両集団の間における薬歴，既往歴，食習慣，臨床検査値などのさまざまな因子の差異を，過去に遡って調査・検討し，有意に異なる要因を見いだす手法です。すでに起こった内容を調べるため，**後ろ向き研究**ともいわれます。

コホート研究
cohort study

ケースコントロール研究
case control study

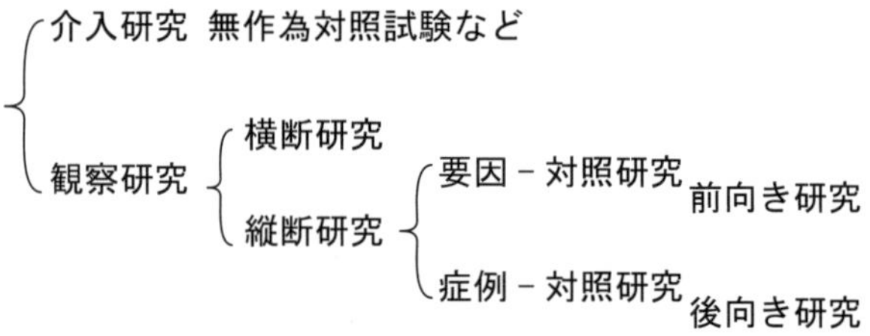

- 介入研究　無作為対照試験など
- 観察研究
  - 横断研究
  - 縦断研究
    - 要因－対照研究　前向き研究
    - 症例－対照研究　後向き研究

図 5.1　疫学研究における方法

要因と結果の関係(因果関係)を調べる手法を考えていきましょう。要因と結果，2つの変数が両方とも量的データであれば散布図を用いればよいのですが，片方もしくは両方とも質的データである場合はクロス集計表(分割表)を用います。2つ以上の変数の各カテゴリーを行と列で組み合わせ，それぞれの組み合わせに該当する度数を集計した表のことを**クロス集計表**(**分割表**)といいます。通常，行数と列数を提示して“行数×列数 クロス集計表”といいます。たとえば，例題5.1の表5.1のようなクロス集計表は“2×2クロス集計表”といいます。疫学研究ではクロス集計表(分割表)がよく使用されます。

クロス集計表

分割表
split plot

5.2　χ^2 検定

離散量データの統計処理は，母比率の差の検定や独立性の検定，適合度の検定，フィッシャーの直接確率法などを用います。母比率の差の検定は正規分布を，適合度の検定や独立性の検定は χ^2 分布を利用して，離散量データを連続量の確率密度関数に近似することにより検定を行います。一方，期待度数が5未満のケースを含む場合には近似の精度をあげるためにイェーツの補正をしたり，直接確率を計算するフィッシャーの直接確率法が用いられます。

本書では，臨床で汎用される独立性の検定と母比率の差の検定について，説明をします。

【例題 5.1】 日頃運動量の多い人270名，少ない人270名(計540名)を対象に，冠動脈に病変があると判定された人の割合を調べた(表5.1)。

表 5.1　冠動脈病変と運動量の関係

		冠動脈病変		合計
		あり	なし	
日頃の運動量	多い	20	250	270
	少ない	50	220	270
	合計	70	470	540

冠動脈病変の有無と，日頃の運動量に関係があるか否か。有意水準5%で検定しなさい。

例題5.1では冠動脈病変の有無と，日頃の運動量の関連性を検証したいわけですから，χ^2 検定が相応しいと考えます。

χ^2 検定とは，独立性の検定や適合性の検定など χ^2 分布を利用した検定方法の通称です。χ^2 検定では，帰無仮説が成立するという前提のもとで算出された“期待値”と，実際に得られた“観測値”のかけ離れ具合を検証していきます。このかけ離れ具合が誤差による違い以上であれば，2つの要因に関連性があるということになります。

それでは例題5.1を解いていきましょう。

仮説
hypothesis

(1) 仮説の設定

2×2表の行と列は独立である(関連性がない)，という帰無仮説を立てます。すなわち，「冠動脈病変の有無(行)と運動量の大小(列)は独立しており，お互いに関連はない」になります。一方，対立仮説は帰無仮説の逆になりますから，2×2表の行と列は独立ではなく，お互いに関連性があるという仮説になります。すなわち，「冠動脈病変の有無(行)と運動量の程度(列)は独立ではなく，お互いに関連している」になります。

帰無仮説：冠動脈病変の有無と，日頃の運動量は独立である(関連がない)。

対立仮説：冠動脈病変の有無と，日頃の運動量は独立でない(関連がある)。

期待値
expectation, expected value

観測値
observed value

■ 期待値と観測値

次に，期待値と観測値を考えてみましょう。期待値とは文字どおり，帰無仮説が成立すると仮定した際に期待(予想)される値のことです。つまり，“冠動脈病変” と “日頃の運動量” の間に関連がないと仮定した場合の人数になります。

総人数540名を運動量の多い人と少ない人の比(270名：270名)に分け，さらに運動量の多い人（270名）を冠動脈病変がある人とない人の比(70名：470名)に分けていきます。同様に，運動量の少ない人（270名）を冠動脈病変がある人とない人の比(70名：470名)に分けていきます(表5.2)。すなわち，各セル度数は

総人数 ×“日頃の運動量” の該当する人数割合
×“冠動脈病変” の該当する人数割合

になります。

上記の計算結果をまとめると，表5.3に示す期待値が求まります。

観測値は，実際に観測された値のことですから，表5.1の値になります。

(2) 検定統計量(表を使って求める)

それでは検定統計量を求めてみましょう。

検定統計量χ^2は，期待度数あたりの “ 期待値 ” と “ 観測値 ” のかけ離れ度を期待値で補正したものの総和になります。

すなわち，

$$\chi^2 = \sum \frac{(\text{観測値} - \text{期待値})^2}{\text{期待値}}$$

の公式で得られる値です。

表 5.2 期待値の計算過程

		冠動脈病変		合計
		あり	なし	
日頃の運動量	多い	$540 \times \frac{270}{(270+270)} \times \frac{70}{(70+470)}$	$540 \times \frac{270}{(270+270)} \times \frac{470}{(70+470)}$	270
	少ない	$540 \times \frac{270}{(270+270)} \times \frac{70}{(70+470)}$	$540 \times \frac{270}{(270+270)} \times \frac{470}{(70+470)}$	270
合計		70	470	540

(総人数 × "日頃の運動量" の多い人の割合 × "冠動脈病変" ありの人の割合)

表 5.3 期待値

		冠動脈病変		合計
		あり	なし	
日頃の運動量	多い	35	235	270
	少ない	35	235	270
	合計	70	470	540

例題 5.1 における検定統計量の χ^2 値は

$$\begin{aligned}\chi^2 &= \sum \frac{(\text{観測値} - \text{期待値})^2}{\text{期待値}} \\ &= \frac{(20-35)^2}{35} + \frac{(250-235)^2}{235} + \frac{(50-35)^2}{35} + \frac{(220-235)^2}{235} \\ &= 14.772\end{aligned}$$

になります。

(3) 有意水準と有意点

χ^2 分布における自由度について説明をします。

クロス集計表における自由度 df は, (行の数 −1) × (列の数 −1) になります。

すなわち,

$$df = (m-1) \times (n-1)$$

となります。

本例題においては, 行数が 2, 列数が 2 のため,

$$df = (2-1) \times (2-1) = 1$$

となります。

有意水準が5%(0.05)であり，$df = 1$であるχ^2分布の有意点は，巻末の表より3.841になります。

なお，独立性の検定は，“期待値”と“観測値”がかけ離れているか否かを検討したものであるため，片側検定になります。

(4) 判定

検定統計量χ^2値=14.772は，有意点3.841より大きいので，帰無仮説は棄却される。

(5) 結論

冠動脈病変の有無と日頃の運動量の間に，有意な関係がある。

5.3　母比率の差の検定 ——χ^2検定との相違

母比率
population rate

【例題 5.2】 日頃運動量の多い人270名，少ない人270名(計540名)を対象に，冠動脈に病変があると判定された人の割合を調べた。その結果，運動の多い人20名，少ない人50名に冠動脈病変が見つかった。日頃の運動量の違いにより，冠動脈病変の有無に差があるか否か。有意水準5%で検定しなさい。

標本サンプル数が大きい場合，離散量の確率分布を連続量の確率密度関数である正規分布に近似することができます。本例題は，このことを利用します.

運動量の多い母集団において冠動脈病変が有する標本の比率p_1を$20/270 = 0.0741$，運動量の少ない母集団において冠動脈病変が有する標本の比率p_2を$50/270 = 0.1852$とします。

$$p_1 = \frac{20}{270}, \quad p_2 = \frac{50}{270}$$

(1) 仮説の設定

帰無仮説：運動量の多い母集団において冠動脈病変が有する比率
＝運動量の少ない母集団において冠動脈病変が有する比率

対立仮説：運動量の多い母集団において冠動脈病変が有する比率
≠運動量の少ない母集団において冠動脈病変が有する比率

(2) 検定統計量

2つの標本(運動量の多い群と運動量の少ない群)より，母集団における比率(合併比率) p を求めます。すなわち，運動量の多い群と運動量の少ない群の総人数に対する運動量の多い群で，冠動脈病変を有する人と，運動量の少ない群で冠動脈病変を有する人の比率が合併比率になります。

$$p = \frac{\text{冠動脈病変を有する人}}{\text{運動量の多い群と運動量の少ない群の総人数}}$$
$$= \frac{20 + 50}{270 + 270} = 0.12963$$

標本比率の差 $p_1 - p_2$ は，帰無仮説の下では

$$\text{正規分布}\ N\left(0, \frac{p_1(1-p_1)}{n_1} + \frac{p_2(1-p_2)}{n_2}\right)$$

に従っているとみなせます。

$$Z = \frac{p_1 - p_2}{\sqrt{p \times (1-p) \times \left(\frac{1}{n_1} + \frac{1}{n_2}\right)}} = -3.8434$$

(3) 有意水準と有意点

例題 5.2 は，有意水準 5% (0.05) の両側検定であるため，片側の有意水準が 2.5%(0.025) になり，Z 分布の有意点は数値表より 1.960 になります。

(4) 判定

検定統計量 Z 値 $= -3.8434$ は，有意点 -1.960 より小さいので，帰無仮説は棄却される。

(5) 結論

運動量の多い集団における冠動脈病変を有する比率と，運動量の少ない集団における冠動脈病変を有する比率は異なる。

χ^2 検定の検定統計量は，母比率の差の検定における検定統計量を 2 乗したものと等しくなります。実際，例題 5.1 で求めた χ^2 検定の検定統計量 χ^2 値は 14.772 であり，例題 5.2 で求めた母比率の差の検定における検定統計量 Z 値である -3.8434 を 2 乗した 14.772 と等しいことがわかります。

Column

母比率の差の検定と独立性の検定の違い

χ^2 検定の検定統計量は，母比率の差の検定における検定統計量を2乗したものと等しいため，母比率の差の検定と独立性の検定はどちらの検定方法でもよいと思いがちですが，母比率の差の検定と独立性の検定には違いがあります。母比率の差の検定が2つの別々の母集団からの抽出した標本を扱っていたのに対し，独立性の検定は1つの母集団から抽出した標本をもとに2つの要因の関連性を扱っています。例題5.2の母比率の差の検定は，異なる母集団（日頃の運動量 (+) 群と日頃の運動量 (−) 群）から標本が抽出されたものと仮定しています。そのため，冠動脈病変の発生率の観点から，母集団間における“日頃の運動量 (+) 群”と“日頃の運動量 (−) 群”を比較しています。結論として，母比率に差があるか否かを述べることになります。

一方，例題5.1の独立性の検定は，標本が1つの母集団から抽出されたものと仮定しています。母集団における“日頃の運動量”と“冠動脈病変”の関連性を，観測されたケース（観測値）と関連性がないと仮定したケース（期待値）で比較しています。結論として，“日頃の運動量”と“冠動脈病変”の関連性の有無を述べることになります。

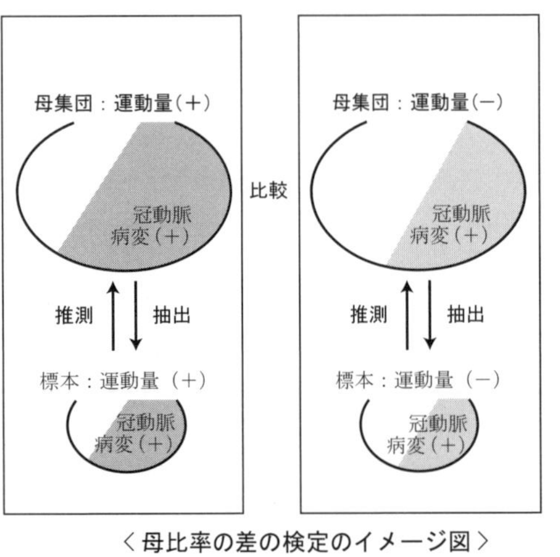

＜母比率の差の検定のイメージ図＞

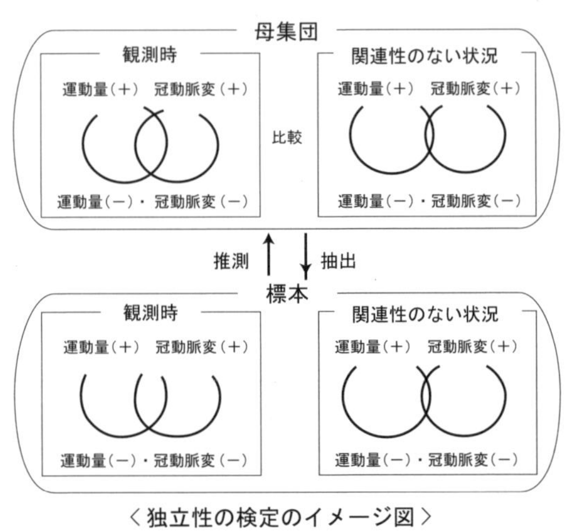

＜独立性の検定のイメージ図＞

5.4 相対危険度とオッズ比

前述のように，χ^2 検定は事象 1 と事象 2 との間に関連があるか否かを検証する手法です。しかし，χ^2 検定では 2 つの変数の間に相関(関連)があるかどうかを検定できるが，相関の程度やその方向まで知ることはできません。そこで，χ^2 検定の代わりに，相対危険度などの指標を利用します。図 5.2 に観察研究における統計的手法のフローチャートを示します。観察研究タイプにより使用する統計手法が異なります。要因−対照研究の解析で交絡要因を調整する必要がない場合は相対危険度，要因を調整する場合は Cox 比例ハザード分析が使われます。一方，症例・対照研究にて要因を調整する必要がない場合はオッズ比，要因を調整する場合はロジスティック回帰分析が使われます(なお，詳細は統計学の専門書を参照してください)。

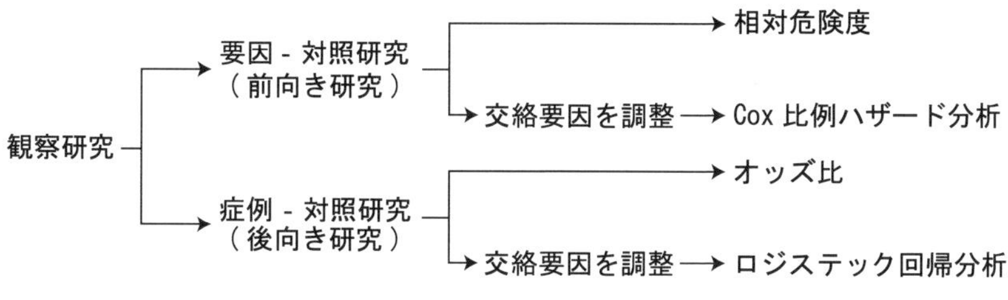

図 5.2 観察研究の解析方法

【例題 5.3】 あるウイルスにより発生するとされる悪性腫瘍について，ワクチン接種によって発生率が減少するかどうかの 15 年間にわたって追跡調査し，その結果を表 5.4 に示す。ワクチン接種による悪性腫瘍の発生減少の程度を調べるため，1) 絶対リスク減少率を求め，治療必要数を求めなさい。 2) 相対危険度とその 95%信頼区間を求めなさい。3) 相対リスク減少率を求めなさい。

表 5.4 ワクチン接種と悪性腫瘍の発生に関する 15 年間の追跡調査

		悪性腫瘍の発生		
		あり	なし	合計
ワクチン接種	あり	20	978	998
	なし	83	903	986
	合計	103	1881	1984

要因が疾病発生に与える影響の程度を示す指標について説明します。まず，要因 (+) 群と要因 (−) 群との罹患リスクの差を考えてみます。要因 (+) 群の罹患数を要因 (+) 群の合計数で割って補正した罹患リスク $R(+)$

表 5.5　要因−対照研究における相対危険度

		②特定の疾病		合計
		あり	なし	
①要因	あり	a	b	$a+b$
	なし	c	d	$c+d$
	合計	$a+c$	$b+d$	$a+b+c+d$

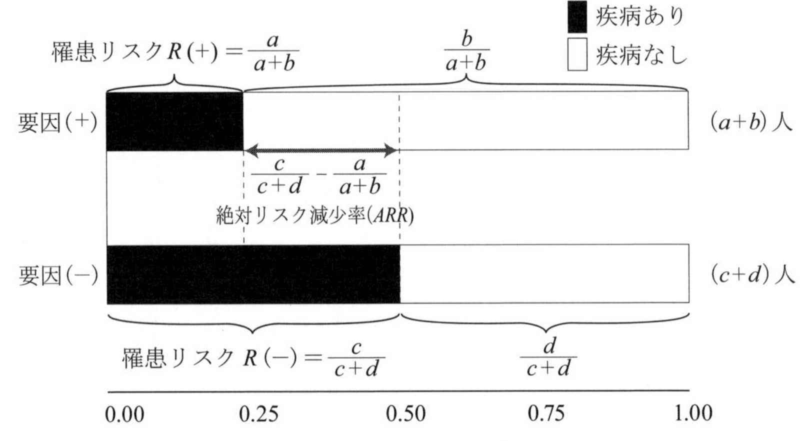

図 5.3　罹患リスクと絶対リスク減少率 (ARR)

は $a/(a+b)$ になります。同様に，要因 (−) 群の疾病発症数を要因 (−) 群の合計数で割って補正した要因 (−) 群の罹患リスク $R(-)$ は $c/(c+d)$ になります。要因 (+) 群の罹患リスクと要因 (−) 群の罹患リスクの差を**絶対リスク減少率 (*ARR*)** といいます(図 5.3)。

要因 (+) 群の罹患リスク　　$R(+) = \dfrac{a}{a+b}$

要因 (−) 群の罹患リスク　　$R(-) = \dfrac{c}{c+d}$

絶対リスク減少率　　$ARR = R(+) - R(-) = \dfrac{c}{c+d} - \dfrac{a}{a+b}$

ARR の逆数である**治療必要数 (*NNT*)** は1人の患者の罹患を抑えるために，何人の患者に治療を行う必要があるかということを示します。

治療必要数 (NNT)　　$NNT = \dfrac{1}{ARR}$

相対危険度
relative risk

リスク比
risk ratio

要因 (−) 群(治療しなかった)場合に対して要因 (+) 群(治療を行った)場合，その相対的な罹患リスク率が何倍変化するのかを評価した指標が，**相対危険度(*RR*)** です(図 5.4)。相対危険度はリスク比ともいわれます。すなわち，相対危険度では，比較する基準が要因 (−) 群の罹患リスク $R(-)$ になったのです。

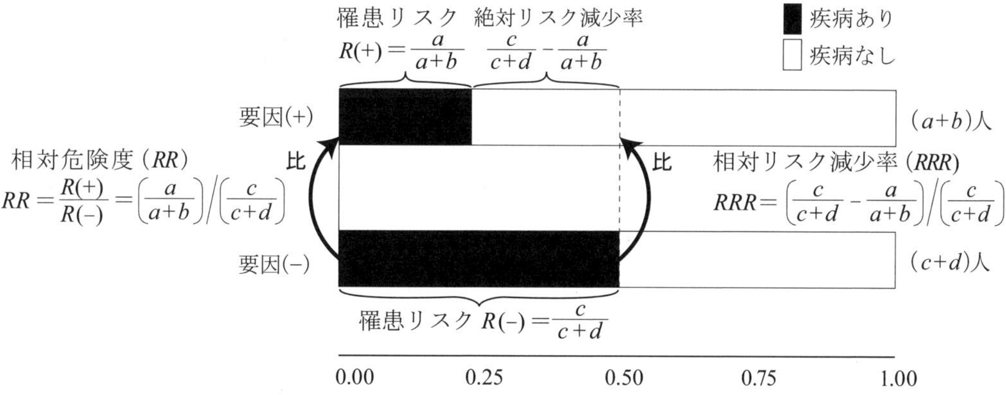

図 5.4　相対危険度と相対リスク減少率

$$\text{相対危険度（}RR\text{）} = \frac{\text{要因 (+) 群における罹患リスク}}{\text{要因 (−) 群における罹患リスク}} = \frac{R(+)}{R(-)} = \frac{a/(a+b)}{c/(c+d)}$$

相対危険度 > 1 ならば，要因により疾病の罹患率は上がっている。

相対危険度 = 1 ならば，要因による疾病の罹患率への影響はない。

相対危険度 < 1 ならば，要因により疾病の罹患率は下がっている。

といえます。

相対危険度の α%信頼区間は，

$$\exp\left(\log_e(RR) \pm Z\left(\frac{1-\alpha}{2}\right) \times \sqrt{\frac{1-\frac{a}{a+b}}{a} + \frac{1-\frac{c}{c+d}}{c}}\right)$$

にて求めることができます。

また，要因を与えることにより罹患リスクをどの程度減少させることができるかを示す指標に**相対リスク減少率 (*RRR*)** があります。この相対リスク減少率は，要因 (−) の罹患リスクに対する要因 (+) により罹患を予防できたリスク（絶対リスク減少率）の比に相当します。

$$\text{相対リスク減少率 (}RRR\text{)} = \frac{R(-) - R(+)}{R(-)} = \frac{\text{絶対リスク減少率}}{R(-)} = \left(\frac{c}{c+d} - \frac{a}{a+b}\right) \Big/ \left(\frac{c}{c+d}\right)$$

図 5.4 に示すように $R(+)$ と絶対リスク減少率の和は $R(-)$ と等しいことから，$R(+)$ や絶対リスク減少率を $R(-)$ で除した，“相対危険度 (RR)” や “相対リスク減少率 (RRR)” の和は $R(-)$ を $R(-)$ で除した “1” と等しくなります。

$$R(+) + \text{絶対リスク減少率} = R(-)$$

両辺を $R(-)$ で割る

$$\frac{R(+)}{R(-)} + \frac{\text{絶対リスク減少率}}{R(-)} = \frac{R(-)}{R(-)}$$

$$\text{相対危険度}\,(RR) + \text{相対リスク減少率}\,(RRR) = 1$$

相対リスク減少率 > 0 ならば，要因により疾病の罹患率は下がっている。

相対リスク減少率 $= 0$ ならば，要因による疾病の罹患率への影響はない。

相対リスク減少率 < 0 ならば，要因により疾病の罹患率は上がっている。

つまり，相対リスク減少率が大きいほど，有効な要因(治療方法)と考えることができます。

それでは，例題5.3を解いていきましょう。

【解答】　絶対リスク減少率 (ARR) は

$$ARR = \frac{c}{c+d} - \frac{a}{a+b} = \frac{83}{986} - \frac{20}{998} = 0.0641$$

となり，ワクチン接種をしない場合に比べ，接種により罹患リスクの差が0.0641減少したと解釈されます。

治療必要数 (NNT) は

$$NNT = \frac{1}{ARR} = \frac{1}{0.0641} = 15.6$$

Column

絶対リスク減少率 (*ARR*) と相対リスク減少率 (*RRR*)

双方とも，無処置時（要因 (−)）と比較し，治療（要因 (+)）によって罹患率の変化の程度を示す指標です。しかし，絶対リスク減少率は治療群と無処置群のリスクとの差であるのに対し，相対リスク減少率はそれらの比になります。

相対リスク減少率が同じ場合でも，無処置群の発症リスクの大きさによって，絶対リスク減少率は異なります。たとえば，相対リスク減少率が0.8倍，無処置群の発症リスクが0.05と0.5の2種類の医薬品があるとします。両医薬品とも，無処置群の発症リスクが0.8倍 (80%) も減るため，話題性の高い医薬品である気がします。しかし，発症リスクが0.05と低い医薬品の相対危険度は $0.05 \times (1-0.8) = 0.01$ になり，その絶対リスク減少率は $0.05 - 0.01 = 0.04$ になります。無処置群のわずか4%しか救えないことになってしまいます。一方，0.5と高い発症リスクの医薬品では，相対危険度は $0.5 \times (1-0.8) = 0.1$ になり，絶対リスク減少率は $0.5 - 0.1 = 0.4$ となります。無処置群の40%も救えます。同じ値の相対リスク減少率ですが，治療成績のインパクトが異なります。そのため，数値に惑わされないためにも，リスク減少率が“絶対リスク減少率”なのか“相対リスク減少率”を示しているのか注意をする必要があります。

となります。これは，1人の患者の罹患を抑えるために，15.6人の患者にワクチン接種を行う必要があることを示します。

また，相対危険度は，以下のように求めます。

$$RR = \left(\frac{a}{a+b}\right) \Big/ \left(\frac{c}{c+d}\right) = \frac{20}{998} \Big/ \frac{83}{986} = 0.238$$

ワクチン接種をすると，しない場合に比べ，悪性腫瘍の罹患率が0.238倍になります。しかし，統計学的にワクチン接種により悪性腫瘍の罹患率が変化したといってよいのでしょうか。このことを検証する際に，信頼区間を利用します。

例題の95%信頼区間は，次の式を用いて計算します。

$$\begin{aligned}
&\exp\left(\log_e(RR) \pm Z(0.025) \times \sqrt{\frac{1-\frac{a}{a+b}}{a} + \frac{1-\frac{c}{c+d}}{c}}\right) \\
=&\exp\left(\log_e(RR) \pm 1.960 \times \sqrt{\frac{b}{a(a+b)} + \frac{d}{c(c+d)}}\right) \\
=&\exp\left(\log_e(0.238) \pm 1.960 \times \sqrt{\frac{978}{20 \times 998} + \frac{903}{83 \times 986}}\right) \\
=&[0.147, 0.385]
\end{aligned}$$

もし，要因 (+) 群と要因 (−) 群のリスクが同じならば相対危険度は“1”になります。この“1”と相対危険度の信頼区間の関係を考えてみます。信頼区間に1を含むならば，ワクチン接種による悪性腫瘍の罹患率への影響はないわけですから，95%信頼区間 [0.147, 0.385] は1よりも小さいため，95%の確かさをもって有意に減少したといえます。

また，この例題における相対リスク減少率（RRR）は

$$\begin{aligned}
RRR &= 1 - \text{相対危険度}\,(RR) \\
&= 1 - 0.238 = 0.762
\end{aligned}$$

となり，ワクチン接種しない場合に比べ，接種により羅患リスクが0.762倍減少したと解釈されます。

■ 症例対照研究(ケースコントロール研究)の解析方法

【例題 5.4】 肺がんのうち小細胞性肺がんは，喫煙が発症を増加させるという報告がある。そこで，小細胞性肺がん患者と，無作為に抽出した健常対照群について，これまでの喫煙の状況を調べた(表5.6)。喫煙が小細胞性肺がんの発症をどの程度増加させたのか。オッズ比とその95%信頼

区間を求めなさい。

表 5.6　小細胞性肺がんと喫煙の有無に関する標本抽出結果

		小細胞性肺がん	
		あり	なし
喫煙習慣	あり	45	40
	なし	20	75
	合計	65	115

症例–対照研究の場合，症例を集めて分類を行っただけなので，要因–対照研究のように罹患率を求めることはできません。そのため，相対危険度の代わりにオッズ比を用いて解析を行います。

オッズ
odds

オッズとは，ある要因が存在する場合の度数と要因が存在しない場合の度数の比となります。要因に存在する確率を p，要因が存在しない確率を q（または $1-p$）とすると，そのオッズは以下のようにもなります。

$$\text{オッズ} = \frac{\text{要因のある確率}}{\text{要因のない確率}} = \frac{p}{q(\text{または}, 1-p)}$$

表 5.7 を用いると，疾病あり群(表の左側)における要因 (+) の確率 (p) は $\frac{a}{a+c}$，要因 (−) の確率 (q) は $\frac{c}{a+c}$ です。したがって，疾病がある場合の要因曝露オッズは $\frac{p(\text{要因あり} \mid \text{疾病あり})}{p(\text{要因なし} \mid \text{疾病あり})} = \left(\frac{a}{a+c}\right) \Big/ \left(\frac{c}{a+c}\right) = \frac{a}{c}$ になります。

一方，疾病がない群(表の右側)における要因曝露オッズは $\frac{p(\text{要因あり} \mid \text{疾病なし})}{p(\text{要因なし} \mid \text{疾病なし})} = \left(\frac{b}{b+d}\right) \Big/ \left(\frac{d}{b+d}\right) = \frac{b}{d}$ になります。

2群のオッズを比較したオッズ比は，（要因非曝露に比べ）要因曝露した際の疾病の起こりやすさの程度を示す指標です。症例–対照研究では疾病あり群と疾病なし群の割合に手を加えることにより2つの母集団に分けているため，要因曝露群や非曝露群における疾病の割合を，直接的に計算できません。そのため，（要因非曝露に対する）要因曝露群の疾病オッ

Column

症例–対照研究には，相対危険度を使用できない理由

要因–対照研究は1つの母集団から標本を抽出した後，要因の有無に分類し(表 5.5 では横に分類)，要因と疾病の関連性(表では横の関連性)について検討を行います。一方，症例–対照研究は，健常人と患者の割合に手を加えることにより2つの母集団に分け(表 5.7 では縦に分類)，各標本の中における要因と疾病の関連性(表では縦の関連性)について検討を行っています。相対危険度を算出するためには要因 (+) 群の合計数 $(a+b)$，要因 (−) 群 $(c+d)$ の合計数が必要となります。しかし，異なる2種類の母集団より抽出した標本はそれぞれ重みが異なるため，単純に a と b，c と d を足すことができず，それぞれの合計数（$a+b$ や $c+d$）は無意味なものになり，罹患率を求めることはできません。そのため，相対危険度の代わりに，オッズ比を用います。

表 5.7 オッズ比の計算方法

		①特定の疾病	
		あり	なし
②要因	あり	a	b
	なし	c	d
	合計	$a+c$	$b+d$

ズ比は，疾病あり群における要因曝露の割合（オッズ）や疾病なし群における要因曝露の割合（オッズ）を用いて，間接的に計算します。

$$
\begin{aligned}
&\text{（疾病なし群に対する）疾病あり群の要因暴露オッズ比}\\
&=\frac{\text{疾病あり群の要因曝露オッズ}}{\text{疾病なし群の要因曝露オッズ}}\\
&=\frac{\dfrac{p(\text{要因あり}\mid\text{疾病あり})}{p(\text{要因なし}\mid\text{疾病あり})}}{\dfrac{p(\text{要因あり}\mid\text{疾病なし})}{p(\text{要因なし}\mid\text{疾病なし})}}=\frac{\frac{a}{c}}{\frac{b}{d}}=\frac{a\times d}{c\times b}=\frac{\frac{a}{b}}{\frac{c}{d}}\\
&=\frac{\dfrac{p(\text{要因あり}\mid\text{疾病あり})}{p(\text{要因あり}\mid\text{疾病なし})}}{\dfrac{p(\text{要因なし}\mid\text{疾病あり})}{p(\text{要因なし}\mid\text{疾病なし})}}=\frac{\text{要因曝露群疾病オッズ}}{\text{要因非曝露群の疾病オッズ}}
\end{aligned}
$$

となります。結果として，（疾病なし群に対する）疾病あり群の要因曝露のオッズ比は，（要因非曝露に対する）要因曝露群の疾病発症のオッズ比と等しくなります。

つまり，要因非曝露群に対する要因曝露群の疾病発症のオッズ比=疾病なし群に対する疾病あり群の要因曝露のオッズ比 $=\dfrac{\left(\frac{a}{c}\right)}{\left(\frac{b}{d}\right)}=\dfrac{a\times d}{c\times b}$ になります。

オッズ比も相対危険度と同様に，

オッズ比 >1 ならば，要因により疾病の罹患率は上がっている。

オッズ比 $=1$ ならば，要因による疾病の罹患率への影響はない。

オッズ比 <1 ならば，要因により疾病の罹患率は下がっている。

といえます。

オッズ比の α% 信頼区間は，ウォールフ (woolf) の方法より

$$
\exp\left(\log_e(OR)\pm Z\left(\frac{1-\alpha}{2}\right)\times\sqrt{\frac{1}{a}+\frac{1}{b}+\frac{1}{c}+\frac{1}{d}}\right)
$$

にて求めることができます。

例題5.4は要因−対照研究のため，相対危険度ではなくオッズ比を用いる必要があります。

【解答】

喫煙経験ありの場合の小細胞性肺がんのオッズは $\dfrac{45}{40}$

喫煙経験ないの場合の小細胞性肺がんのオッズは $\dfrac{20}{75}$

したがって，オッズ比は

$$OR = \left(\frac{a}{b}\right) \Big/ \left(\frac{c}{d}\right) = \frac{ad}{bc} = \frac{45 \times 75}{40 \times 20} = 4.22$$

になります。

喫煙習慣があると，ない場合に比べ，4.22倍小細胞性肺がんに罹りやすいことがわかります。

また，95%信頼区間は

$$\begin{aligned} &\exp\left(\log_e (OR) \pm Z\left(\frac{1-0.95}{2}\right) \times \sqrt{\frac{1}{a}+\frac{1}{b}+\frac{1}{c}+\frac{1}{d}}\right) \\ &= \exp\left(\log_e 4.22 \pm 1.960 \times \sqrt{\frac{1}{45}+\frac{1}{40}+\frac{1}{20}+\frac{1}{75}}\right) \\ &= [2.20, 8.10] \end{aligned}$$

となり，1より大きいことから，喫煙により小細胞性肺がんに罹る危険性は有意に上昇することがわかります。

演習問題 5

[問題 1] フラミンガム研究の結果の一部で，健常な白人男性(45–59 歳)を 18 年間観察し，収縮期血圧と冠状動脈疾患の発生とその関係をまとめた(表 5.8)。

165mmHg 以上の収縮期血圧による冠状動脈疾患の発生の程度を調べるため，相対危険度とその 95%信頼区間を求めなさい。あわせて，絶対リスク減少率，相対リスク減少率，治療必要数も求めなさい。

表 5.8　収縮期血圧と冠状動脈疾患の発生の調査(18 年間)

		冠状動脈疾患		
		あり	なし	合計
収縮期血圧	多い	39	57	96
	少ない	107	383	490
	合計	146	440	586

第6章

生存時間の推定と解析
――「打ち切り例」の扱い方と生存曲線

◆ 学習の目標 ◆

この章で扱うのは，抗がん剤の効果を判定するときのような「患者さんの生存日数」の解析方法です。抗がん剤治療によって生存日数が著しく延びたということを証明するのは，治療の有効性を患者さんに説明するのに重要です。

生存時間の解析の場合，普通のデータと違って一番問題になるのは，途中で治療方法が変更されてデータが取れなくなったり，何らかの理由で転院してしまったりする患者がいることです。このような患者を「打ち切り例」といいます。生存時間の解析では，このような打ち切り例も含めて解析を行わなければ，データの信頼性が保証できません。そこでデータを「その日に死亡した人数」と「その日にいることがわかった人」の2つに切り分けて解析します。打ち切り例では「その日にいる」人数には含まれても「死亡」というデータは取れないので，区別して扱うことが可能です。

本章では，まず生存時間の確率推定を行うカプラン・マイヤー法について説明します。その後，2群間の生存時間の差を検定する手法を解説していきます。

臨床の現場においては，とくにがん化学療法などにおいて，治療方法の違いによる生存率の比較などを行う場合があります。このような生存率の解析の場合，これまでの解析とは異なった「打ち切り例」の解釈という特殊なデータ要因が追加されます。本章ではこの「打ち切り例」を考慮して，生存率を測定するカプラン・マイヤー (Kaplan-Meier) 法の概説と，2群の生存率の比較に用いられる Logrank 検定について述べます。

6.1　打ち切り例の評価とカプラン・マイヤー推定法による生命表の作成

Kaplan, E.L. (1920–2006年)
アメリカ人数学者

Meier, P. (1924–？)
アメリカ人統計学者

生存関数のカプラン・マイヤー推定量を発表。

生存時間解析の場合，データの特徴として重要なものは「打ち切り例」の存在です。打ち切り例とは，治療の中止，転院などによって試験の途中で観測が不能となり脱落する症例のことです。また研究の終了時点まで生存している場合には，死亡に関するデータが入手できないこともあります。このような症例では「ある時間 t までは生存していた」という情報と「その後のフォローアップがあったか否か」という情報を並列で解析する必要があります。

カプラン・マイヤー法では，死亡までの時間と打ち切りに関する情報を次のような形で整理します（表6.1）。この手法は，とくにデータサイズの小さい場合において，生存曲線を推定できる方法としてよく使用されます。

表6.1　死亡時間データの整理

死亡時間	t_1	t_2	$\cdots$	t_i	$\cdots$	t_k
死亡者数	d_1	d_2	$\cdots$	d_i	$\cdots$	d_k
リスク曝露者数	n_1	n_2	$\cdots$	n_i	$\cdots$	n_k

ここで d_i は時刻 t_i までの死亡者数であり，また，t_i の直前まで生存が確認された人数が n_i となります。打ち切り例の場合には n_i では数えられますが，d_{i+1} の段階で観察されなくなります。この形でデータを整理したとき，カプラン・マイヤー法での時刻 t における母生存率の推定値 $\hat{S}(t)$ は次のようになります。

$$\hat{S}(t) = \prod_{i=1}^{j(t_j<t)} \left(1 - \frac{d_j}{n_j}\right) \tag{6.1}$$

$j(t_j < t)$ は，時刻 t に対して $t_j < t$ となる一番大きい j を表します。また Π は総積を表す記号です。また，この $\hat{S}(t)$ は漸近的に正規分布に従うことが知られており，標準誤差は，以下の式を用いて指定することが

できます。

$$SE = \hat{S}(t)\sqrt{\sum_{i=1}^{j(tj<t)} \frac{d_i}{n_i(n_i - d_i)}} \tag{6.2}$$

6.1.1 計算例

試験期間 12 ヶ月の臨床試験に参加した 5 名の被検者の経過が以下のようになった。

1 名が 2 ヶ月後に死亡

1 名が 4 ヶ月後に追跡不能となり打ち切り

1 名が 6 ヶ月後に追跡不能となり打ち切り

1 名が 8 ヶ月後に死亡

1 名が 12 ヶ月後の試験終了時まで生存

（「第 100 回薬剤師国家試験」より）

試験開始時の生存率を 1 とすると，各時点での生存率は以下のように計算できる。

- 2 ヶ月目で 5 名中 1 名が死亡したことから，2 ヶ月での生存率は $1 - \frac{1}{5} = 0.8$
- 4 ヶ月目ではリスク曝露者数は 4 人。1 名が打ち切りになったが，死亡ではないのでこの時点での死亡者数は 0。したがって生存率は $0.8 \times \left(1 - \frac{0}{4}\right) = 0.8$ で変化なし。
- 6 ヶ月目ではリスク曝露者は 1 名減って 3 人。1 名が打ち切りになったが，4 ヶ月目と同様に考えて，生存率は $0.8 \times \left(1 - \frac{0}{3}\right) = 0.8$
- 8 ヶ月目ではリスク曝露者はさらに 1 名減って 2 人。うち 1 名が死亡したことから，生存率は $0.8 \times \left(1 - \frac{1}{2}\right) = 0.4$
- 12 ヶ月目のリスク曝露者数は 1 名。生存が確認されているため，生存率は 0.4 で変化なし。

以上のことから，生存曲線は図 6.1 のようになります。

打ち切りのみの 4,6 ヶ月目で生存率に変化がないことを確認してほしい。また，このときの標準誤差は図 6.1 のとおりです。

2 ヶ月目では観察者数 5，死亡者数 1 なので，$SE(2) = 0.8 \times \sqrt{\frac{1}{5 \times (5-1)}} = 0.179$

4, 6 ヶ月目では死亡者がいないため，$\frac{d_i}{n_i(n_i - d_i)} = 0$ となり，標

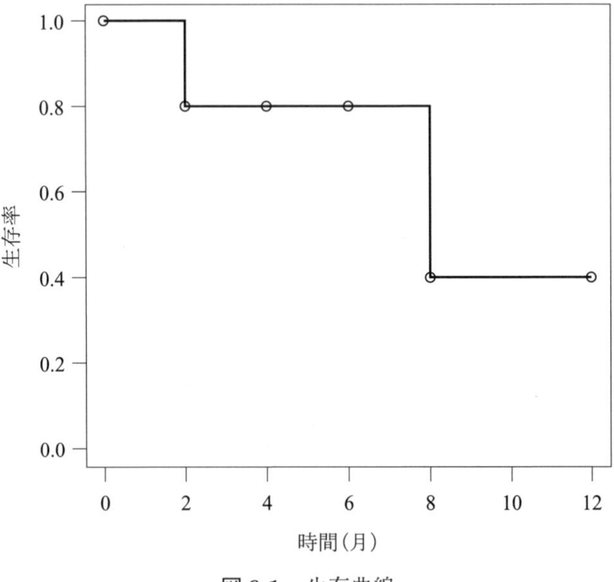

図 6.1　生存曲線

準誤差は変わらない。

8ヶ月目では観察者数2，死亡者数1なので，

$SE(8) = 0.4 \times \sqrt{\dfrac{1}{5 \times (5-1)} + \dfrac{1}{2 \times (2-1)}} = 0.297$ である。

問題 6.1　大腸がんの治療において，手術のみを行った場合と抗がん剤を併用した場合における，両群の生存率をカプラン・マイヤー法でプロットして下さい。

表 6.2　2種類の大腸がん治療における死亡時間のデータ

	死亡時間（週）									
手術のみ	1	1	2	4	4+	5	5	6	6+	7
	8	8+	11	11	12	12	15+	17	22	25
抗がん剤併用	4	4+	6	8+	9+	10	10+	11+	13	16
	18+	19	20+	22	24	26+	32+	32+	35+	36+

4+, 6+, ⋯ などの + の表記は打ち切り例を示します。

6.2 生存時間データの検定

生存時間
survival time

本解析例の場合，図より明らかに，抗がん剤を併用した場合の方が生存時間の長いことがわかります。なお，実際に両群の差を証明するには検定を行う必要があります。このような生存率の比較に関する検定方法にはいくつかの方法があるが，よく使用されるのはログランク検定と一般化ウィルコクソン検定です。一般化ウィルコクソン検定は手法が非常に複雑なため，ここではログランク検定について説明します。

6.2.1 ログランク検定

ログランク検定
Logrank test

ログランク検定では，母生存率が等しいという帰無仮説に対して，観察された $\hat{S}_2(t)$ が期待された生存率からどれだけ離れるかという期待値との違いをみます。まず，死亡時間における下記の情報値を算出する。

- 各群の死亡者数 d_{1j}, d_{2j} と両者の和　$d_j = d_{1j} + d_{2j}$
- 各群のリスク曝露者数 n_{1j}, n_{2j} と両者の和　$n_j = n_{1j} + n_{2j}$

この情報を元に，各群の死亡数の期待値を求める。

- 各死亡時間における第 1 群の死亡数の期待値 $e_{1j} = \dfrac{n_{1j}d_j}{n_j}$
- 各死亡時間における第 2 群の死亡数の期待値 $e_{2j} = \dfrac{n_{2j}d_j}{n_j}$

また，各死亡時間における第 1 群または第 2 群の死亡数の分散は $v_j = \frac{n_{1j}n_{2j}d_j(n_j-d_j)}{n_j^2(n_j-1)}$ で推定できる。これらの情報から，χ^2 統計量を次の式で計算します。

$$\chi^2 = \frac{\left(\sum_{j=1}^{k} d_{1j} - \sum_{j=1}^{k} e_{1j}\right)^2}{\sum_{j=1}^{k} v_j} = \frac{\left(\sum_{j=1}^{k} d_{2j} - \sum_{j=1}^{k} e_{2j}\right)^2}{\sum_{j=1}^{k} v_j}$$

有意水準を 5%($\alpha = 0.05$) とし，自由度 1 のときの χ^2 統計量 $\chi^2(1, 0.05)$ を求める。$\chi^2 > \chi^2(1, 0.05)$ のとき，両群間の生存率に差があると判定します。

【例題 6.1】 新規抗がん剤レジメンと既存の標準療法との比較を行ったところ，結果は下記のようになりました。なお，＋は打ち切り例を表します。

レジメン	死亡時間（月）
標準療法	2, 4, 6+, 8, 10, 12+, 15
新規レジメン	2+, 5+, 8, 10+, 18, 20+, 25+

カプラン・マイヤー法によりグラフにプロットすると，次のようになります。

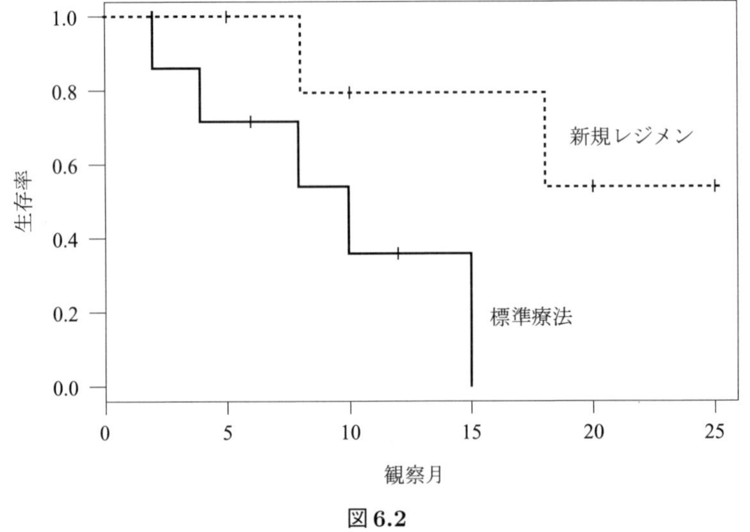

図6.2

この例について，月ごとの死亡者数とリスク曝露者数をまとめると，表6.3のようになります。

表6.3

月	標準療法		新規レジメン	
	n_{1j}	d_{1j}	n_{2j}	d_{2j}
2	7	1	7	0
4	6	1	6	0
5	5	0	6	0
6	5	0	5	0
8	4	1	5	1
10	3	1	4	0
12	2	0	3	0
15	1	1	3	0
18	0	0	3	1
20	0	0	2	0
25	0	0	1	0

この値をもとに，期待値および分散を計算して，表6.4に追加します。

表 6.4

月	n_{1j}	d_{1j}	n_{2j}	d_{2j}	$n_{1j}+n_{2j}$	$d_{1j}+d_{2j}$	e_{1j}	e_{2j}	v_j
2	7	1	7	0	14	1	0.500	0.500	0.250
4	6	1	6	0	12	1	0.500	0.500	0.250
5	5	0	6	0	11	0	0.000	0.000	
6	5	0	5	0	10	0	0.000	0.000	
8	4	1	5	1	9	2	0.889	1.111	0.432
10	3	1	4	0	7	1	0.429	0.571	0.245
12	2	0	3	0	5	0	0.000	0.000	
15	1	1	3	0	4	1	0.250	0.750	0.188
18	0	0	3	1	3	1	0.000	1.000	
20	0	0	2	0	2	0	0.000	0.000	
25	0	0	1	0	1	0	0.000	0.000	
合計		5		2			2.567	4.433	1.364

標準療法の数値を用いて χ^2 統計量を計算します（新規レジメンを用いても同じ値になります）。

$$\chi^2 = \frac{(5-2.567)^2}{1.364} = 4.337$$

自由度 1，有意水準 5%の $\chi^2(0.05, 1) = 3.841 < 4.337$ より，標準療法と新規レジメンとの間の生存時間には差があると判定されます。

演習問題 6

[問題 1] 次の場合のカプラン・マイヤー生存曲線を計算し、グラフに描きなさい。

10 人の膵臓がん患者について、化学療法開始からの経過を観察した。
2 ヶ月目：1 名死亡
4 ヶ月目：1 名転院につき打ち切り
6 ヶ月目：1 名死亡。1 名打ち切り
8 ヶ月目：2 名死亡
10 ヶ月目：1 名死亡。1 名打ち切り
12 ヶ月目：1 名が転院につき打ち切り。1 名生存

[問題 2] 膵臓がんに対する新規化学療法レジメンの有効性を検証するため、既存レジメンとの比較を行った。既存レジメンを行った患者と新規レジメンを行った患者の生存時間を観察したところ、下記のようになった。なお、＋は打ち切り例を表す。

	死亡時間（月）						
既存レジメン	1	2	2+	3	4+	5	6+
	7+	8	10	10+	11	12	13
新規レジメン	2	4	7	8+	9	9+	10+
	12	15+	18	18+	22	23+	25+

既存レジメンと新規レジメンで生存率に差があるかをログランク検定で検討しなさい。

第7章 分散分析

◆ 学習の目標 ◆

病院で診察を受けたとき，何種類かの薬を一緒に飲むようになる場合があるでしょう。そんなとき，薬同士が影響して効き目が強く現れたり，薬の効き目が弱くなったりということを考えるかもしれません。また，糖尿病などの治療で，薬とともに，運動や食事制限を行うこともあります。このように薬同士や，薬と他の療法との間の相互作用や，相乗効果を明らかにするのに大きな力を発揮するのが，分散分析という手法です。

分散分析では，こうした薬同士の相互作用（相乗効果）などを証明する流れについて解説していきます。

分散分析
analsis of variance

7.1　分散分析とは

たとえば，糖尿病と診断された患者さんに投薬治療を行う際のことを考えてみます（図7.1）。はじめはスルフォニルウレア剤やビグアナイド系薬剤などを単剤で投与して血糖の降下をチェックします。作用が弱ければ投与量をあげるでしょうし，さらに複数の薬剤を併用したり生活習慣を指導したりという治療方針をとるのが一般的です。このような「単独薬剤」「併用薬」「生活習慣」といった要因が，観測値である血糖値に与える影響を解析する場合には，各処理群の性質，群相互の順序，類似性，交互作用などを考える必要があり，検証する目的ごとにそれにふさわしい解析法を選択する必要があります。これらのさまざまな要因による効果が，実験結果に及ぼす作用を分析するのが分散分析です。

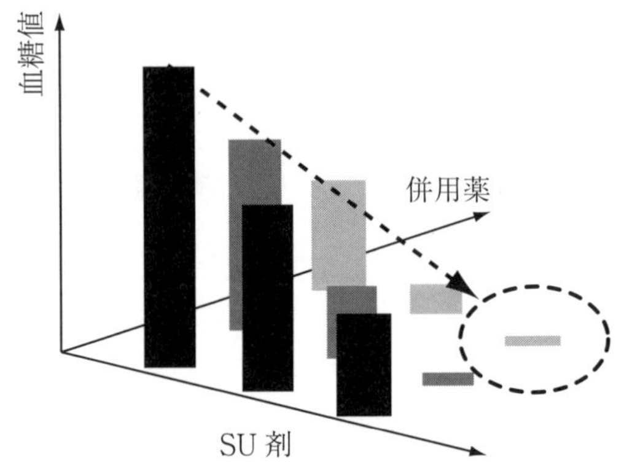

図7.1　分散分析のイメージ

分散分析を適用するようなモデルの1例として，糖尿病患者の各種療法による血糖降下作用を模式図的に示す。この場合，薬物の併用や運動療法によって，血糖値の改善に相乗効果（点線）が期待できます。

医薬品の評価において，複数の薬剤の併用効果や，病院・施設ごとの治療成績の検証など，複数の要因が薬効に関与する場合は多くあり，それらの影響を関連づけながら解析を行う分散分析は，医療現場で併用薬を選択する場合に，その妥当性を検証する有用な手段となる重要な解析手法の1つです。

7.2　一元配置分散分析

薬効に影響を与える処理が1種類，すなわち単純に1種類の薬剤だけを服用したときの薬効の比較といった場合，変数である検査値に影響を与える条件は「薬剤」だけであるため，一元配置分散分析により解析します。

一元配置分散分析のイメージは，図7.2のように捉えることができます。

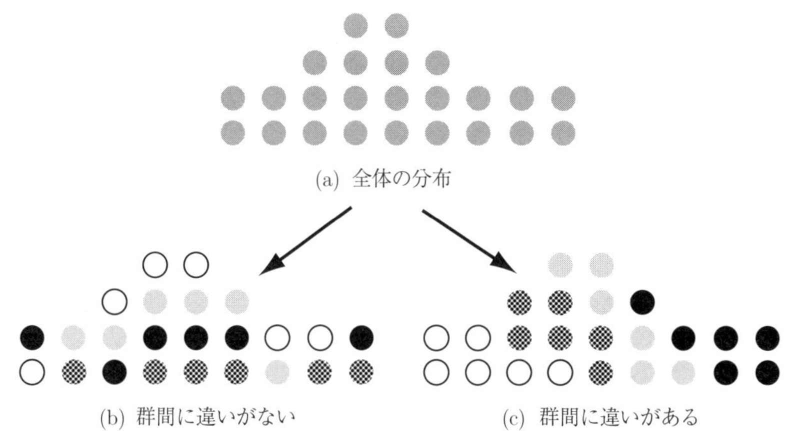

図 7.2 一元配置分散分析のイメージ

群間に違いがない場合は，(b) のように均一に配置されるのに対し，群間に違いがある場合は (c) のような不均一な配置になります。

複数の処理を行った群の全体の分布が上図のような場合，群ごとの違いがない場合には図 7.2(b) のように各群の標本が均等に配置され，群ごとの平均と全体の平均はほぼ等しくなります。これに対し，群間に違いがある場合には，図 7.2(c) のように不均一な配置になり，群ごとの平均値と全体の平均値との間にばらつきが生じます。この違いを解析することで，群間の違いを明らかにするのが**一元配置分散分析**の手法です。

ここで，正規分布を仮定して，分散に差がない場合と差がある場合の分布の違いを図示すると，図 7.3 のようになります。

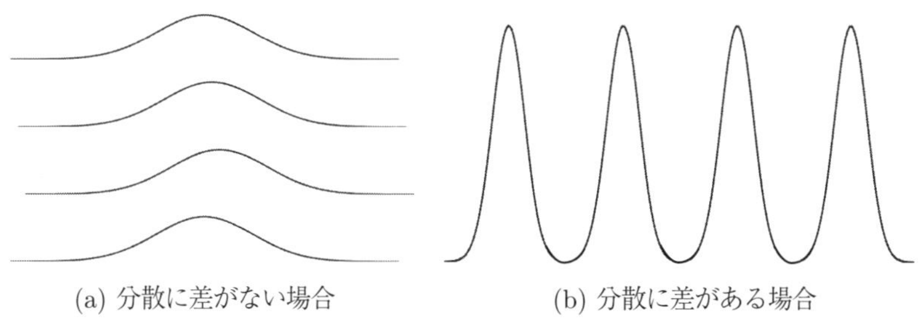

図 7.3 分散に差がない場合と差がある場合

図からわかるように，分散に差がある場合には

1. 各群の平均に違いがある（総平均との間に差がある）

2.　個々の群の分散が全体の分散に比べて小さい

という特徴がある。この2つの特徴を数値に置き換えて解析を行います。

7.2.1　解析例

いま，3種類のHMG-CoA還元酵素阻害剤 (statin) について，服用時の血中コレステロール濃度の変化を非服用群との間で比較する場合を考えます（表7.1)。それぞれの薬剤を単独で投与したモデルを考えるので，要因は「薬剤」のみです。

表7.1　薬剤投与後の血中コレステロール濃度

	対照群	薬剤A	薬剤B	薬剤C
血中コレステロール濃度 (mg/dL)	225	205	205	190
	220	220	190	185
	230	218	200	195
	210	210	195	199
	222	200	210	205

この場合の仮説は

H_0：すべての群で血中コレステロール濃度に差はない。

H_1：群ごとに血中コレステロール濃度の平均に違いがある。

となります。

仮説の証明には，各群間で値の分布（分散）にばらつきがあるかを調べ，帰無仮説が棄却された場合に薬剤間に違いがあると考えます。そのためにまず，解析に用いる平方和および自由度を算出し，分散を計算します。

群数をi，各群の例数をjとし，それぞれの群に含まれる個々の値をX_{ij}とします。非服用群を含む群数をa，各群の例数をr，総例数をNとした場合，それぞれの平方和は

$$\text{群：} S_A = r\sum_{i=1}^{a}\left(\overline{X}_{i\cdot} - \overline{X}_{\cdot\cdot}\right)^2 \tag{7.1}$$

$$\text{全体：} S_T = \sum_{i=1}^{a}\sum_{j=1}^{r}\left(X_{ij} - \overline{X}_{\cdot\cdot}\right)^2 \tag{7.2}$$

$$\text{誤差：} S_E = S_T - S_A = \sum_{i=1}^{a}\sum_{j=1}^{r}\left(X_{ij} - \overline{X}_{i\cdot}\right)^2 \tag{7.3}$$

ここで，$\overline{X}_{i\cdot}$は各群の平均，$\overline{X}_{\cdot\cdot}$は全体の平均を表します。これをもとに，次のような分散分析表（表7.2）を作成します。

表 7.2 一元配置モデルにおける分散分析表

要因	平方和	自由度	不偏分散	F値
群	S_A	$\nu_A = a-1$	$\nu_A = \dfrac{S_A}{\nu_A}$	$F = \dfrac{\nu_A}{\nu_E}$
誤差	S_E	$\nu_E = N-a$	$\nu_E = \dfrac{S_E}{\nu_E}$	
全体	S_T	$\nu_T = N-1$		

有意水準を α とし，巻末の F 分布表より，自由度 ν_A, ν_E のときの F 分布の上側パーセント点 $F(\nu_A, \nu_E, \alpha)$ を求め，$F > F(\nu_A, \nu_E, \alpha)$ ならば各群の平均に違いがあると判定します。

表 7.1 の例について，一元配置分散分析により解析を行います。各群の平均および総平均値は以下のとおりです。

$$\overline{X}_{1\cdot} = \frac{225+220+230+210+222}{5} = 221.4, \quad \overline{X}_{2\cdot} = 210.6,$$

$$\overline{X}_{3\cdot} = 200.0, \quad \overline{X}_{4\cdot} = 194.8 \tag{7.4}$$

$$\overline{X}_{\cdot\cdot} = \frac{225+220+230+\cdots+199+205}{20} = 206.7 \tag{7.5}$$

各平方和の値は以下のように計算されます。

$$S_A = 5 \times \{(221.4-206.7)^2 + (210.6-206.7)^2 + (200.0-206.7)^2 + (194.8-206.7)^2\} = 2089.0 \tag{7.6}$$

$$S_T = (225-206.7)^2 + (220-206.7)^2 + (230-206.7)^2 + \cdots + (199-206.7)^2 + (205-206.7)^2 = 3086.2 \tag{7.7}$$

$$S_E = 3086.2 - 2089.0 = 997.2 \tag{7.8}$$

自由度は，各々 $\nu_A = 4-1 = 3$，$\nu_T = 20-1 = 19$，$\nu_E = 20-4 = 16$ です。以上の値をもとに分散分析表を作成すると，以下のようになります（表 7.3）。

表 7.3 表 7.1 のデータに対する一元配置モデルにおける分散分析表

要因	平方和	自由度	不偏分数	F 値
群	2089.0	3	$2089.0/3 = 696.3$	$696.3/62.3 = 11.17$
誤差	997.2	16	$997.2/16 = 62.3$	
全体	3086.2	19		

F 分布表より，F 分布の上側パーセント点 $F(3, 16, 0.05) = 3.239$ です。今回計算した $F = 11.17 > 3.239$ より，帰無仮説を棄却し対立仮説が採用されるので，薬物投与により，コレステロール濃度が変化すると考えられます。

問題 7.1　血中コレステロールを下げる作用のあるとされる3種の薬物について，その薬効を検討するため，高脂血症患者を4群に分け，対照群および薬物を投与しました。1ヶ月服用後の血中コレステロールを測定したところ以下のようになりました。

	対照群	薬剤A	薬剤B	薬剤C
血中コレステロール濃度 (mg/dL)	240	195	232	203
	245	183	241	196
	228	176	222	184
	253	190	212	181
	234	198	235	192

群ごとに違いがあるかどうかを一元配置分散分析で検証して下さい。

7.3　ポストホック・テストとしての多重比較

一元配置分散分析によって得られる情報は「薬を投与している群と，していない群で違いがある」程度の情報です。一方，われわれ医療従事者は「飲ませた薬のうち，どの薬が一番効くの？」など，個々の薬に対する情報を必要としています。そのため，通常は一元配置分散分析の後に，個々の群間を「多重比較」とよばれる手法で比較します。このように分散分析で全体のばらつきを確認した後に行う比較を**ポストホック・テスト**といいます。

ポストホック・テスト
Posthoc test

分散分析と多重比較はまったく違う手法なので，別々に用いても構いませんが，通常の解析の流れでは，一元配置分散分析によって群間のばらつきを確認した後に，ポストホック・テストとしての多重比較によってそれぞれの群間の比較を行う場合が多くあります。

多重比較には目的に応じて種々の方法がありますが，ここでは紙面の関係上個々の計算方法は他書に譲り，目的に応じた多重比較の種類についてのみ表7.4にまとめます。

表7.4　研究デザインごとの各種多重比較の使い分け

	パラメトリック解析	ノンパラメトリック解析
全ての2群間の比較	テューキー・クレーマー	スティール・ドゥワス
対照群との比較	ダネット	スティール
用量反応性の検討	ウィリアムズ	シャーリ・ウィリアムズ
その他の場合	ボンフェローニ	

7.4 二元配置分散分析

検査値に影響を与える要因が複数ある場合には，その要因数に応じて二元配置，三元配置，…という形で分散分析を行います。

二元配置分散分析
two-way analysis of variance

7.4.1 解析例

ここでは，ある抗がん剤に対して，別の薬物を併用した場合の薬効の変化について考えます（図 7.4）。この場合，抗がん剤単独に比べて B 薬を併用した際に，細胞障害作用が著しく増強しているように観察され，B

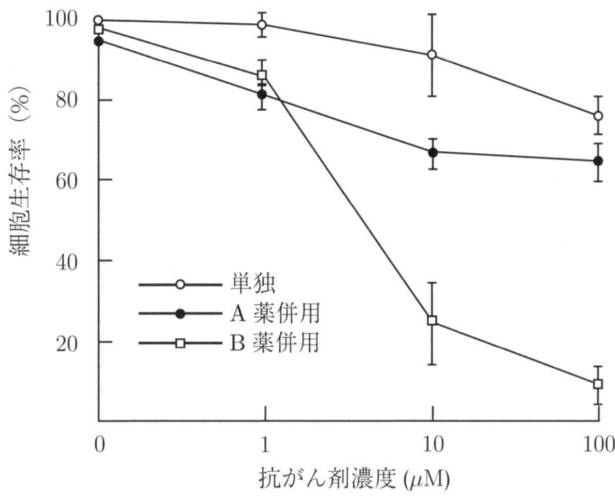

図 7.4 抗がん剤の細胞障害作用に対する 2 種類の薬剤の併用効果（平均 ± 標準偏差にて表示）

表 7.5 抗がん剤添加時の細胞生存率 (%) に対する 2 種類の併用薬剤 (A, B) の影響

抗がん剤濃度（μM）	対照表	1	10	100
単独追加	98.5	100.2	77.5	78.3
	101.0	98.3	102.0	83.2
	100.8	101.3	95.3	73.1
	103.6	96.5	90.1	70.3
A 薬併用	97.6	88.3	63.1	68.3
	95.3	79.6	66.3	60.5
	98.1	80.2	69.9	66.6
	90.5	76.4	68.3	63.1
B 薬併用	99.3	90.3	27.5	5.5
	95.2	91.2	19.3	8.3
	100.0	85.6	35.2	12.5
	97.1	75.3	15.3	10.3

薬が元の抗がん剤に相乗的に働くと推測されます。実験結果は表7.5に示したとおりであり，この値を元に二元配置分散分析で解析を行うこととします。

併用薬を要因A（群数$a=3$），濃度を要因B（群数$b=4$）とします。1群の例数は$n=4$です。個々の測定値（細胞生存率(%)）をX_{ijk}として以下の計算を行います。まず，各々の平均について表7.6のように計算します。

表7.6　各群の細胞生存率(%)の平均値($\overline{X}_{ij\cdot}$)

抗がん剤濃度（μM）	対照群	1	10	100	合計($\overline{X}_{i\cdot\cdot}$)
単独	100.98	99.08	91.23	76.23	91.88
A薬併用	95.38	81.13	66.90	64.63	77.01
B薬併用	97.90	85.60	24.33	9.15	54.24
合計($\overline{X}_{\cdot j\cdot}$)	98.08	88.60	60.82	50.00	$\overline{X}_{\cdots}=74.38$

この場合，分析対象の全変動（平方和）S_Tはつぎのように表されます。

$$S_T = S_A + S_B + S_{A\times B} + S_E \tag{7.9}$$

交互作用
interaction

ここで，$S_{A\times B}$は**交互作用**とよばれるものであり，2つの要因（AとB）が互いに影響を与えるかを表す要因です。薬剤の併用の場合には，2剤の組合せによる相乗効果が期待できる（あるいは逆に互いに作用を打ち消し合う）場合には，分散分析上で交互作用が現れます。

以上のことをふまえ，表7.6の値をもとにそれぞれの平方和を次のように計算します。

$$\text{併用薬}：S_A = nb\sum_{i=1}^{a}(\overline{X}_{i\cdot\cdot}-\overline{X}_{\cdots})^2 = 4\times 4\times\Big\{(91.88-74.38)^2 + (77.01-74.38)^2 + (54.24-74.38)^2\Big\} = 11495.05 \tag{7.10}$$

$$\text{抗がん剤濃度}：S_B = na\sum_{j=1}^{b}(\overline{X}_{\cdot j\cdot}-\overline{X}_{\cdots})^2 = 4\times 3\times\Big\{(98.08-74.38)^2 + (88.60-74.38)^2 + (60.82-74.38)^2 + (50.00-74.38)^2\Big\} = 18508.86 \tag{7.11}$$

$$\text{交互作用}：S_{A\times B} = n\sum_{i=1}^{a}\sum_{j=1}^{b}(\overline{X}_{ij\cdot}-\overline{X}_{i\cdot\cdot}-\overline{X}_{\cdot j\cdot}+\overline{X}_{\cdots})^2$$

$$= 4\times\Big\{(100.98-91.88-98.08+74.38)^2 + (95.38-77.01-98.08 +74.38)^2 + \cdots + (64.63-77.01-50.00+74.38)^2 + (9.15-54.24 -50.00+74.38)^2\Big\} = 8720.99 \tag{7.12}$$

$$合計：S_T = \sum_{i=1}^{a}\sum_{j=1}^{b}\sum_{k=1}^{n}(X_{ijk} - \overline{X}_{...})^2$$
$$= (98.5 - 74.38)^2 + (101.0 - 74.38)^2 + \cdots + (12.5 - 74.38)^2$$
$$+(10.3 - 74.38)^2 = 39782.69 \quad (7.13)$$

$$誤差：S_E = S_T - (S_A + S_B + S_{A\times B}) = 39782.69$$
$$-(11495.05 + 18508.86 + 8720.99) = 1057.79 \quad (7.14)$$

自由度はそれぞれ，$\nu_A = a - 1 = 3 - 1 = 2$, $\nu_B = b - 1 = 4 - 1 = 3$, $\nu_{A\times B} = (a-1)(b-1) = 2\times3 = 6$, $\nu_E = ab(n-1) = 3\times4\times(4-1) = 36$ および $\nu_T = abn - 1 = 3 \times 4 \times 4 - 1 = 47$ です。これらをもとに，次のような分散分析表（表 7.7）を作成します。

表 7.7 表 7.5 のデータに対する二元配置モデルにおける分散分析表

要因	平方和	自由度	不偏分散	F 値
併用薬（A）	11495.05	2	11495.05/2 = 5747.53	5747.53/29.38 = 195.61
抗がん剤濃度（B）	18508.86	3	18508.86/3 = 6169.62	6169.62/29.38 = 209.97
交互作用（A × B）	8720.99	6	8720.99/6 = 1453.50	1453.50/29.38 = 49.47
誤差	1057.79	36	1057.79/36 = 29.38	
合計	39782.69	47		

分散分析表をもとに，要因ごとのばらつきを考えてみると，

- 併用薬（要因 A）に関して，$F(2, 36, 0.05) = 3.259 < 195.61$ なので，併用薬の添加によって細胞生存率に差が生じると考えられます。
- 抗がん剤濃度（要因 B）に関しても同様に，$F(3, 36, 0.05) = 2.866 < 209.97$ より，薬剤の濃度を変化させることで，細胞生存率に違いが生じると考えられます。
- さらに，交互作用については $F(6, 36, 0.05) = 2.364 < 49.47$ となり，2 種類の薬剤を添加した場合の効果に，薬剤ごとの違いがあると考えられます。すなわち，薬剤の併用によって相乗効果が出たものと考えられます。もう一度図 7.4 を見ると，B 薬を併用したときに細胞生存率が著しく低下していることから，B 薬により相乗効果が認められたものと考えられます。

第8章

多重比較

――下手な鉄砲数打ちゃ当たる？

◆ 学習の目標 ◆

前章の分散分析は，このように複数の群の差を比較する手法を「多重比較」とよびます。多重比較の計算式は t 検定やウィルコクソン検定のような 2 群の検定と非常によく似ています。ただし，多重比較では，複数回の検定を行うために「たまたま偶然に有意になった」という確率を取り除く必要があります。まさにタイトルのとおり「下手な鉄砲」で当たることを避けるわけです。

多重比較ではこの「下手な鉄砲」を「多重性」という専門用語でよびます。本章では，まず「多重性」の根拠を説明するボンフェローニの不等式の概念について解説し，ついで実験モデル毎の多重比較の手法を解説していきます。

医薬品の開発研究では，「対照群と2つの薬剤A群，B群の間で差があるか」といった何種類かの群同士の比較を行うことが必要になってきます。この場合，2群の場合と同様に t 検定を行うことは多重性の問題を生じるため，多重性を考慮した種々の多重比較法が利用されます。本章では多群の解析でもっとも重要な考え方である「多重性の考慮」について述べ，個々の多重比較の手法を概説します。

8.1　「多重性」とは何か？

いま，1個のさいころを振ったとき1の目が出る確率を考えると，1/6です。

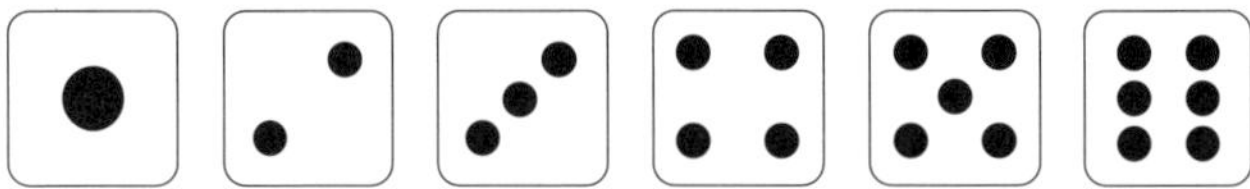

図8.1　さいころが1個のときの例
1の目が出る確率は1/6である。

では，2個のさいころを振ったとき，どちらかが1となる確率はいくらでしょうか？

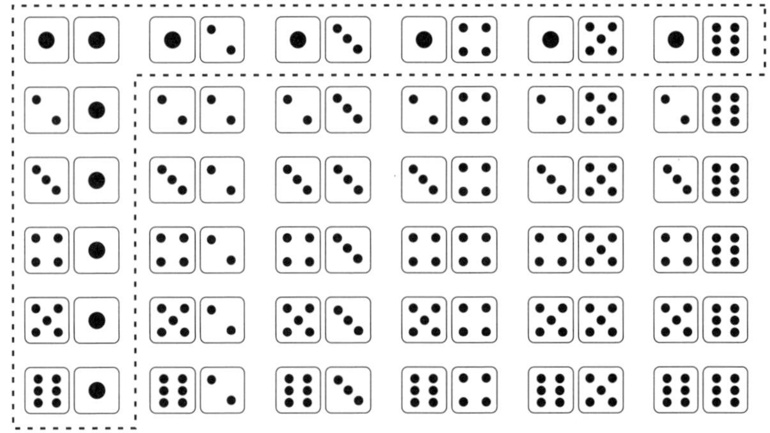

図8.2　さいころが2個のときの目の組合せ
点線で囲まれたものが1の目を含むもの。

上図であるから，確率は $1-\left(\frac{5}{6}\right)^2=\frac{11}{36}=30.5\%$ であり，さいころ1つのときのほぼ2倍になります。さらにさいころを振っていった場合，さいころ6個を振って少なくとも1つ1の目が出る確率は $1-\left(\frac{5}{6}\right)^6=66.5\%$ となり，1つも1の目が出ない確率の方が小さいことに気づくでしょう。

このさいころと同じように，統計解析においても検定を重ねることによって，いずれかの場合に偶然「有意」と判定されてしまう確率が増大し

（第 1 種の過誤の増大），本来の解釈が歪められてしまうことを**多重性**とよびます。多群の解析の場合に仮説を証明するためには「多重性」を考慮した種々の多重比較を行う必要があります。

8.2 ボンフェローニの不等式

一般的に k 回の検定を行う場合，それぞれの事象を $A_1, A_2, \cdots, A_k$ とし，それぞれの事象が起こる確率を $Pr[A_i]$ とすると，複数回の事象が起こる確率に関して以下の不等式が成り立つ。

$$Pr\left[\bigcup_{i=1}^{k} A_i\right] \leq \sum_{i=1}^{k} Pr\left[A_i\right] \tag{8.1}$$

これを**ボンフェローニの不等式**といいます。概念的には，複数回（ここでは k 回）の検定のうち，少なくとも 1 つが誤って棄却されてしまう確率（真の棄却限界）は，個々の仮説が誤って棄却されてしまう確率の和以下になると考えるものであり，それぞれの確率を円で表すと，図 8.3 のように表されます。

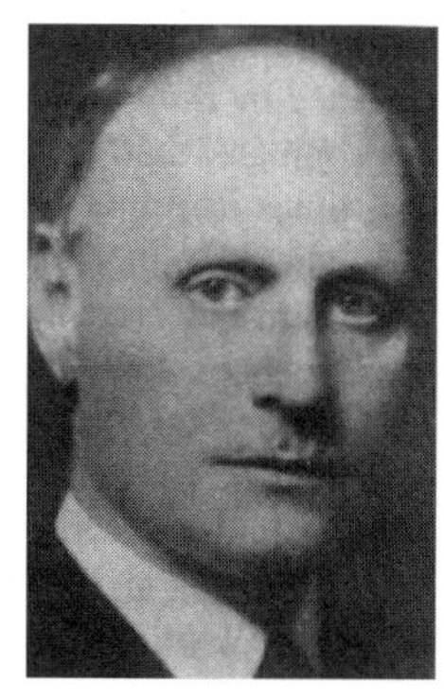

Bonferroni. C. E.（1892–1960 年）
イタリア人数学者

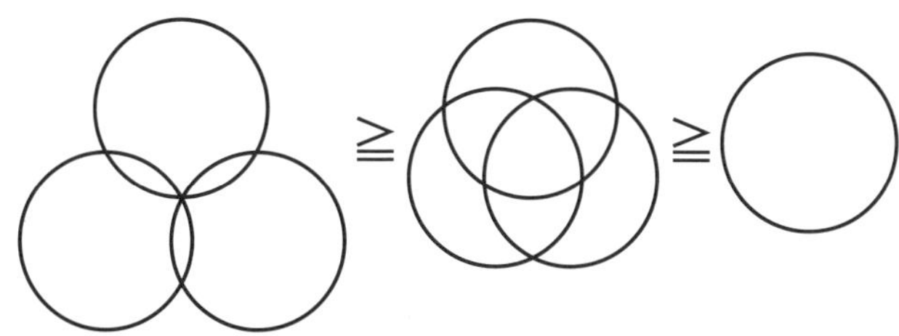

図 8.3　ボンフェローニの不等式の概念図

個々の仮説が誤って棄却される確率を円で表し，真の棄却限界（中心の一部重なった確率）はそれぞれの棄却確率の和以下で，すべてが同時に起こる確率（右の 1 つの円）以上です。

多群の解析の場合には，この「多重性」を考慮した真の棄却限界を設定する必要があり，実験モデルによって種々の「多重比較」とよばれる手法（後述）が提案されています。

さて，この多重比較の際には，検定統計量として修正 t 値 (modified t-value) を用います。

$$\text{修正}\ t\ \text{値：}\ t_{ij} = \frac{|\overline{X}_i - \overline{X}_j|}{\sqrt{V_E\left(\frac{1}{n_i} + \frac{1}{n_j}\right)}} \tag{8.2}$$

式は t 検定で用いた t 値（第 4 章）と非常によく似ています。しかしながら，誤差分散 V_E は検定で比較しようとする 2 群間のみから得たものではなく，分散分析で得られたV_Eを用いています。これはそれぞれの研究デザインから要因を精査し，分散分析モデルを考慮した実験全体の分散を念頭において，個々の比較検定を行うためです。したがって，研究デザインが一元配置モデルであれば，一元配置分散分析表（表7.2）から得られたV_Eを用い，デザインが二元配置モデルであればそのモデル（表7.7）に従ってV_Eを計算します。

8.3　多重比較の種類と使い分け

Tukey, J.W.（1915–2000年）アメリカ人統計学者

Kramer, C.Y.（1925–　）アメリカ人統計学者

多群の解析に使用する多重比較検定では，(1) すべての2群間を比較するテューキ・クレーマの方法，(2) 対照群との差を比較するダネットの方法，(3) 用量反応性の比較を行うウィリアムズの方法がよく用いられます。そこで，以下この3つの手法の詳細について解説します。

8.3.1　テューキ・クレーマの多重比較 ―― すべての2群間の比較

たとえば，数種の薬物の効能の違いを見るために，それぞれ2群間で効能が異なるかを比較するために使用します。すべての対比較を同時に検定する手法です。各2群間における修正t値を求め，有意水準α（両側検定）のときのスチューデント化範囲のパーセント点から，群数a，自由度$\nu_E = \sum_{i=1}^{n} n_i - a$のときのスチューデント化範囲のパーセント点$q(a, \nu_E, \alpha)$を求めます。$t_{ij} > \frac{q(a,\nu_E,\alpha)}{\sqrt{2}}$のとき，比較した2群間に差があると判定する。

(1)　解析例

表8.1の実験について，すべての2群間の比較を行い，薬剤どうしのコレステロール低下作用に違いがあるかを判定します。

表8.1　薬剤投与後の血中コレステロール濃度の比較

	対照群	薬剤A	薬剤B	薬剤C
血中コレステロール濃度 (mg/dL)	225	205	205	190
	220	220	190	185
	230	218	200	195
	210	210	195	199
	222	200	210	205

まず，各群の平均値は第8章の式(8.4)のとおりです。

$$\overline{X}_{1\cdot} = \frac{225 + 220 + 230 + 210 + 222}{5} = 221.4,$$
$$\overline{X}_{2\cdot} = 210.6,\ \overline{X}_{3\cdot} = 200.0,\ \overline{X}_{4\cdot} = 194.8 \tag{8.3}$$

また，この実験デザインは一元配置モデルに基づいているので，表8.3より $V_E = 62.3$ である。以上の値を元に，式(8.2)に従って修正 t 値を計算すると，

$$t_{12} = \frac{|221.4 - 210.6|}{\sqrt{62.3 \times \left(\frac{1}{5} + \frac{1}{5}\right)}} = 2.163,\ t_{13} = \frac{|221.4 - 200.0|}{\sqrt{62.3 \times \left(\frac{1}{5} + \frac{1}{5}\right)}} = 4.286,$$
$$t_{14} = \frac{|221.4 - 194.8|}{\sqrt{62.3 \times \left(\frac{1}{5} + \frac{1}{5}\right)}} = 5.328,\ t_{23} = \frac{|210.6 - 200.0|}{\sqrt{62.3 \times \left(\frac{1}{5} + \frac{1}{5}\right)}} = 2.123,$$
$$t_{24} = \frac{|210.6 - 194.8|}{\sqrt{62.3 \times \left(\frac{1}{5} + \frac{1}{5}\right)}} = 3.164,\ t_{34} = \frac{|200.0 - 194.8|}{\sqrt{62.3 \times \left(\frac{1}{5} + \frac{1}{5}\right)}} = 1.042 \tag{8.4}$$

有意水準を $\alpha = 0.05$（両側検定）とすると，群数 $a = 4$, 自由度 $\nu_E = 20-4 = 16$ の $q(4, 16, 0.05) = 4.046$ となる。$\frac{q(4,16,0.05)}{\sqrt{2}} = \frac{4.046}{\sqrt{2}} = 2.861$ と各修正 t 値を比較すると，$t_{13} = 4.286 > 2.861$, $t_{14} = 5.328 > 2.861$, $t_{24} = 3.164 > 2.861$ であり，対照群と薬剤 B および C，薬剤 A と薬剤 C との間に差があると判定される。

問題 8.1　3種類の降圧薬 (A, B, C) の比較を行うため，高血圧ラットを4群に分け，対照群および降圧薬 A, B, C を2週間経口投与した。2週間後の収縮期血圧を測定したところ，下記の結果が得られた。

	対照群	薬剤 A	薬剤 B	薬剤 C
収縮期血圧 (mmHg)	168	125	148	138
	183	131	137	143
	175	135	140	133
	163	120	145	130
	160	138	155	128

一元配置分散分析ののち，ポストホック・テストとして有意水準5%でテューキ・クレーマの多重比較を行い，有意に差がある2群をすべて選びなさい。

8.3.2 ダネットの多重比較 ——対照群との比較

テューキ・クレーマの方法がすべての2群間の比較を行ったのに対し，ダネットの多重比較は対照群と処理群との間で差があるかを判定する手

Dunnett, C.W. (1921–2007年) カナダ人統計学者

法です。対照群 (1) と薬物群 (j) との間の修正 t 値 $t_{1j} = \frac{|\overline{X}_1 - \overline{X}_j|}{\sqrt{V_E\left(\frac{1}{n_1}+\frac{1}{n_j}\right)}}$ を計算し，有意水準 α（両側検定）のときのダネットの両側パーセント点（付表）から群数 a, 自由度 $\nu_E = \sum_{j=1}^{n} n_j - a$ のときの棄却限界値 $d(a, \nu_{\mathrm{E}}, \alpha)$ を求めます。$t_{\mathrm{1j}} > d(a, \nu_{\mathrm{E}}, \alpha)$ のとき，対照群との間に差があると判定します。

(1)　解析例

3種の高脂血症治療薬 (A,B,C) について，血中中性脂肪 (TG) 低下作用があるかどうかを判定するために，高脂肪食を与えたラットにそれぞれの薬物を2週間連続投与した。試験終了時の血中 TG を測定したところ下のようになった。なお，投与前にそれぞれの群の TG 値に差はないものとします。

表 8.2　2週間投与終了後のラット血中中性脂肪 (TG) 濃度

	対照群	薬剤 A	薬剤 B	薬剤 C
TG (mg/dL)	300	280	250	200
	280	250	230	180
	260	240	220	220
	250	260	200	230
	320	220	190	210

まず，各群の平均値は $\overline{X}_1 = 282.0$, $\overline{X}_2 = 250.0$, $\overline{X}_3 = 218.0$, $\overline{X}_4 = 208.0$ です。本実験は一元配置のデザインをとることから，一元配置分散分析の手法で V_E を求めます。

$$S_E = (300-282.0)^2 + (280-282.0)^2 + \cdots + (230-208.0)^2 + (210-208.0)^2 = 9040 \tag{8.5}$$

$$\nu_E = 20 - 4 = 16 \text{ より } V_E = \frac{S_E}{\nu_E} = \frac{9040}{16} = 565 \tag{8.6}$$

以上の値を用いて，対照群と各薬剤群との間の修正 t 値を算出します。

$$t_{12} = \frac{|282.0 - 250.0|}{\sqrt{565 \times \left(\frac{1}{5}+\frac{1}{5}\right)}} = 2.129,\ t_{13} = \frac{|282.0 - 218.0|}{\sqrt{565 \times \left(\frac{1}{5}+\frac{1}{5}\right)}} = 4.257,$$

$$t_{14} = \frac{|282.0 - 208.0|}{\sqrt{565 \times \left(\frac{1}{5}+\frac{1}{5}\right)}} = 4.922 \tag{8.7}$$

$\alpha = 0.05$（両側検定）のとき，棄却限界値 $d(4, 16, 0.05) = 2.592$ であり，$2.129 < 2.592$，$4.257 > 2.592$，$4.922 > 2.592$ です。したがって薬剤 B と C には血中 TG 低下作用があり，薬剤 A には作用があるとはいえないと判定されます。

問題 8.2　各群 4 名のボランティアに，3 種の降圧薬および対照群をそれぞれ服薬してもらい，1 時間後に測定した収縮期血圧である。なお，服薬前の血圧値に群間の差はないものとする。

	対照群	降圧薬 A	降圧薬 B	降圧薬 C
収縮期血圧 (mmHg)	153	141	132	136
	143	136	136	143
	155	135	139	133
	146	146	141	138

一元配置分散分析ののち，ポストホック・テストとして有意水準 5%でダネットの多重比較を行い，対照群と降圧薬投与群を比較しなさい。

(2)　テューキ・クレーマとダネットの手法の違い

テューキ・クレーマがすべての 2 群の対比較であるのに対し，ダネットでは対照群と薬剤群のみの比較に限定される。図 8.4 のように 5 群の比較を行う場合，テューキ・クレーマでは ${}_5C_2 = 10$ 回の検定を行うのに対し，ダネットでは $5 - 1 = 4$ 回の検定しか行わない。

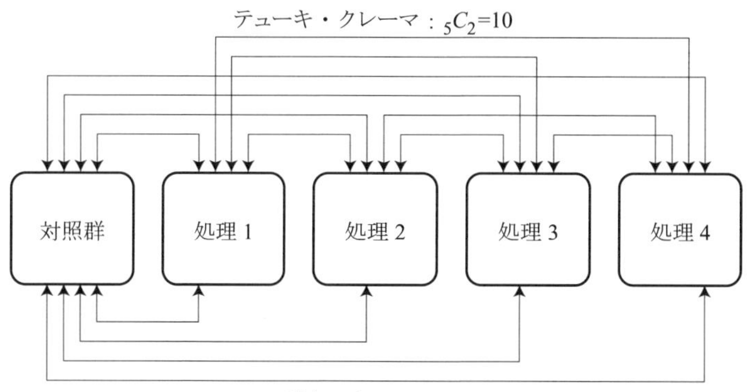

図 8.4　テューキ・クレーマとダネットの多重比較における解析対照数の違い

テューキ・クレーマではすべての 2 群間の比較を行うため，ダネットと比較して多重性をより厳しく判断してしまう。

8.1節でも述べたように，検定回数が増えるに従って多重性を考慮する必要があるため，有意水準 α の棄却限界の設定はより厳しくなります。その結果，第2種の過誤の可能性が増大して本来差がある群間の有意性を判断できなくなる可能性があります。自分が何を解析して，どのような結論を導きたいのかという目的を明確にすることが非常に大切であり，すべての間の検定を行う場合にはテューキー・クレーマ，対照群との比較のみが必要であればダネットの多重比較を選択し，不必要な解析により誤った結論を導かないようにすることが重要です。

8.3.3　ウィリアムズの多重比較 ——用量反応性の検定

薬効評価を行う場合，薬物の用量を順次増加させていき，どの投与量から効果が現れるかを判定することは非常に多い。このような用量反応性の検定に用いる手法がウィリアムズの多重比較です。ウィリアムズの多重比較では検定統計量 t_{1j} を以下の式から求めます。

$$t_{1j} = \frac{|\tilde{\mu}_j - \overline{X}_1|}{\sqrt{V_E\left(\frac{1}{n_1}+\frac{1}{n_j}\right)}} \tag{8.8}$$

ここで $\tilde{\mu}_j$ は第 j 群の単純な平均値ではない。用量反応性をみる場合，ある濃度以上では作用が頭打ちになることが考えられるため，平均値が高濃度（第 j 群）で逆転している場合には，第 j 群と第 $j-1$ 群を合わせた平均を $\tilde{\mu} = \frac{\overline{X}_{j-1}+\overline{X}_j}{2}$ とします。（図8.5）。

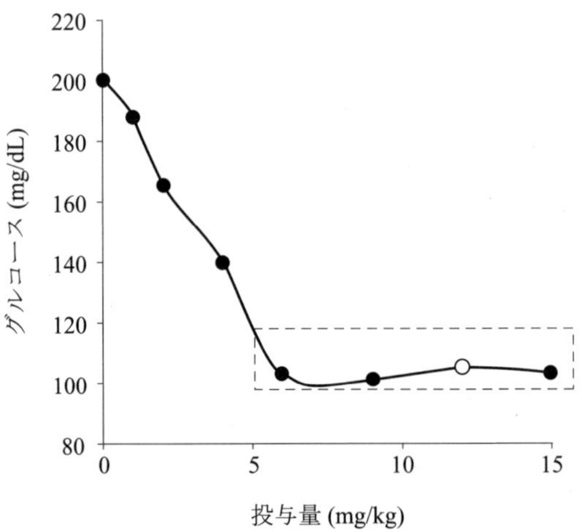

図8.5　用量反応性の検討における頭打ちの概念図

薬剤の投与による血糖降下作用は点線で囲まれた部分で頭打ちになっています。とくに○で表示された12mg/kgの投与量では，若干の血糖上昇が観察されるので，平準化した平均値を用いることが必要です。

このようにして求めた t_{1j} に対して，有意水準 α（片側検定）のときの巻末表のウィリアムズの片側パーセント点から棄却限界値 $w(a,\ \nu_E,\ \alpha)$ を求めます。$w(a,\ \nu_E,\ \alpha) < t_{1j}$ のとき，j 群と対照群との間に差があると判定します。もっとも高用量側から判定を行い，帰無仮説が棄却できなくなるまで検定を繰り返します。

(1)　解析例

ボランティアに異なる用量の降圧薬を服用してもらったときの，血圧測定値を示します（表8.3）。

表8.3　降圧薬の用量反応性を測るためにボランティアに投与した際の血圧値

	対照群	1mg 錠	2mg 錠	5mg 錠	10mg 錠
収縮期血圧 (mmHg)	150	151	148	145	150
	153	153	150	149	148
	154	154	152	142	142
	158	152	146	149	146
	156	155	144	143	145

まず，各群の平均値は $\overline{X}_1 = 154.2,\ \overline{X}_2 = 153.0,\ \overline{X}_3 = 148.0,\ \overline{X}_4 = 145.6,\ \overline{X}_5 = 146.2$ である。さらに V_E を以下のように求めます。

$$S_E = (150 - 154.2)^2 + (153 - 154.2)^2 + \cdots + (146 - 146.2)^2 + (145 - 146.2)^2 = 166.8 \tag{8.9}$$

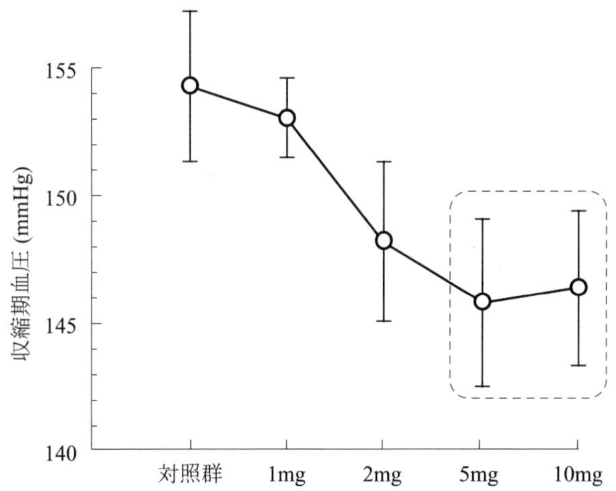

図8.6　表8.3のデータをグラフ化したもの（平均±標準偏差で表す）

点線で囲んだ5mg錠および10mg錠において，薬効が頭打ちになっていることが読み取れます。

$$\nu_E = 25 - 5 = 20 \text{ より } V_E = \frac{S_E}{\nu_E} = \frac{166.8}{20} = 8.34 \tag{8.10}$$

ここで, 10 mg 錠の平均が 146.2 mmHg に対し, 5mg 錠では 145.6mmHg と値が逆転しているため（図 8.6）, この部分のみ $\overline{X}_5 = 146.2$ ではなく, 以下に示すような平均を補正した $\tilde{\mu}_5$ を計算に使用する。

$$\tilde{\mu}_5 = \frac{145+149+142+149+143+150+148+142+146+145}{10} = 145.9 \tag{8.11}$$

上記の統計量を元に, 高用量である 10mg 錠から順次低い投与量へ比較していきます。10mg の場合

$$t_{15} = \frac{|145.9 - 154.2|}{\sqrt{8.34 \times \left(\frac{1}{5} + \frac{1}{5}\right)}} = 4.544 \tag{8.12}$$

$\alpha = 0.05$ として $w(5, 20, 0.05) = 1.847 < 4.544$ であり, 10mg 錠は対照群より血圧が低下すると考えられた。次に, 5mg 錠について比較すると

$$t_{14} = \frac{|145.6 - 154.2|}{\sqrt{8.34 \times \left(\frac{1}{5} + \frac{1}{5}\right)}} = 4.709 \tag{8.13}$$

$w(4, 20, 0.05) = 1.834 < 4.709$ であり, 5mg 錠も血圧低下作用が認められます。さらに低用量を検討して

$$t_{13} = \frac{|148.0 - 154.2|}{\sqrt{8.34 \times \left(\frac{1}{5} + \frac{1}{5}\right)}} = 3.395 \tag{8.14}$$

$w(3, 20, 0.05) = 1.807 < 3.395$ であり, 2mg 錠でもまだ降圧作用が認められるので, さらに 1mg 錠も検討します。

$$t_{12} = \frac{|153.0 - 154.2|}{\sqrt{8.34 \times \left(\frac{1}{5} + \frac{1}{5}\right)}} = 0.657 \tag{8.15}$$

ここではじめて $w(2, 20, 0.05) = 1.725 > 0.657$ となり, 1mg 錠は対照群と差があるとはいえなくなる。したがって, 本薬物は 2mg 以上の投与量で降圧作用を示すと判定されます。

なお, 用いた濃度が低く無反応域が続く場合には, 対照群の平均として $\overline{X}_1$ の代わりに $\tilde{\mu}_1$ を用いた式 (8.16) の方が検出感度が高くなります。

$$t_{1j} = \frac{|\tilde{\mu}_j - \tilde{\mu}_1|}{\sqrt{V_E\left(\frac{1}{n_1} + \frac{1}{n_j}\right)}} \tag{8.16}$$

問題 8.3　新規降圧薬の薬効がどの投与量から表れるかを調べるため，ボランティアを4群に分け，それぞれに対照群から10mg錠までの降圧薬を服用してもらった。服用1時間後に血圧を測定したところ，以下のようになりました。

	対照群	1mg錠	3mg錠	10mg錠
収縮期血圧 (mmHg)	150	151	148	145
	153	153	150	149
	154	154	152	142
	158	152	146	149
	156	155	144	143

一元配置分散分析ののち，$\alpha = 0.05$ を棄却限界としてウィリアムズの多重比較を行い，どの投与量から血圧低下が認められるかを判定しなさい。

(2)　片側検定と両側検定

ウィリアムズの多重比較では，データは単調増加あるいは単調減少のみを想定します。これまで解説してきた種々の検定では，処理群の平均が対照群から正に移動するか負に移動するかを予測しないため，正負の両方の変化を想定した「両側検定」にて棄却限界を設定してきました。しかしながら，ウィリアムズの多重比較では，増加または減少のいずれかの方向にしか値が変化しないという前提で研究デザインを行っており，検定に関しても方向性を意識した「片側検定」により行います。

第9章 相関と回帰分析

◆ 学習の目標 ◆

本章で学習する，相関と回帰は，どちらも2つの変量間の関係を知るための統計的手法です。2つの変量間の関連性を把握するのが相関，変量間に関係があるとして，基準となる一方の値の変化に対して，もう一方の値がどれだけ変化するのかを知るのが**回帰**です。

これらはよく似ていますが，2変量の関係を定性的に知る相関と，定量的な変化を知る回帰とは，異なった考え方なので混同しないこと。

9.1 相関

相関
correlation

共分散
covariance

2つのデータ群の間に関連性があるかを見るのが相関です。この際，2つのデータ群の関連性を示す指標として，相関係数を用います。相関係数を計算する際には，まず共分散を計算し，その値を元に算出する。データ座標を $(X_i,\ Y_i)$ とすると，共分散は次の式で表されます。

$$\text{共分散：}\quad s_{xy} = \frac{1}{n-1}\sum_{n}^{i=1}(X_i - \overline{X})(Y_i - \overline{Y})$$

$X,\ Y$ は $X_i,\ Y_i$ の平均を表す。共分散の意味について理解するために，X_i, Y_i を平面座標にプロットすると図9.1のようになります。なお，+が重心である $(\overline{X},\ \overline{Y})$ の座標となります。

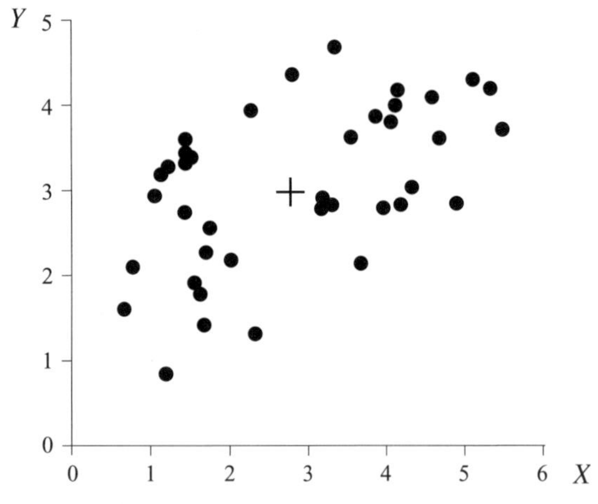

図9.1　二次元データと重心との関係

ここで，$(X_i - \overline{X})(Y_i - \overline{Y})$ は平均からのそれぞれのデータ座標の差になるため，X_i, Y_i 共に平均より大きい場合は正の値，平均より小さい場合は負の値をとります。このとき，(X_i, Y_i) を重心とした各座標での $(X_i - \overline{X})(Y_i - \overline{Y})$ は，

I：$(X_i - \overline{X}) > 0, (Y_i, -\overline{Y}) > 0$ なので正の値

II：$(X_i - \overline{X}) < 0, (Y_i, -\overline{Y}) > 0$ なので負の値

III：$(X_i - \overline{X}) < 0, (Y_i, -\overline{Y}) < 0$ なので正の値

IV：$(X_i - \overline{X}) > 0, (Y_i, -\overline{Y}) < 0$ なので負の値

となります。このことから，2つのデータ群が正の相関を持つ場合（図9.2，左）では，I, III に分布する割合が II, IV に分布する割合よりも多くなるため，共分散は正の値をとり，負の相関（図9.2，右）の場合は，II, IV の割合が多くなるため，共分散は負の値をとります。

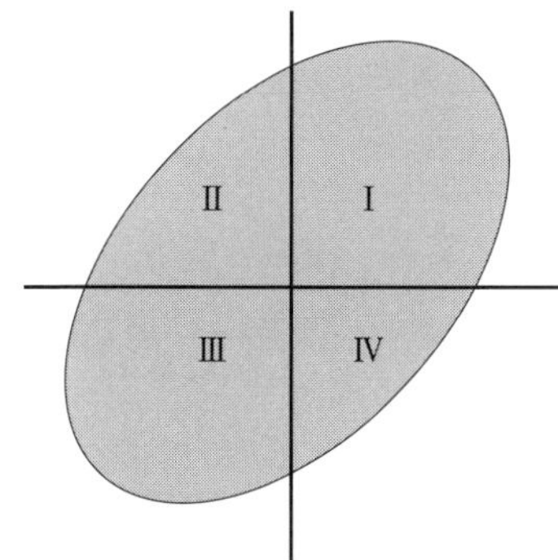

正の相関の場合：Ⅰ, Ⅲ＞Ⅱ, Ⅳ

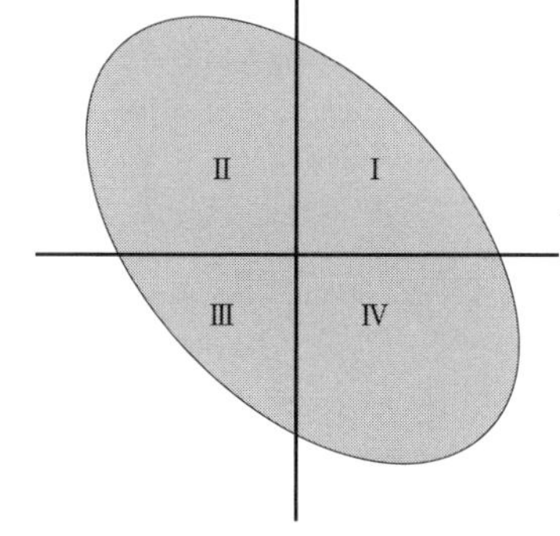

負の相関の場合：Ⅰ, Ⅲ＜Ⅱ, Ⅳ

図 9.2 共分散と正負の関係

この共分散を X, Y それぞれの標準偏差で割って，値を標準化したのが相関係数 (R) とよばれる指標になります。

$$R = \frac{\frac{1}{n-1}\sum_{i-1}^{n}(X_i - \overline{X})(Y_i - \overline{Y})}{\sqrt{\frac{1}{n-1}\sum_{i-1}^{n}(X_i - \overline{X})^2}\sqrt{\frac{1}{n-1}\sum_{i-1}^{n}(Y_i - \overline{Y})^2}}$$

$$= \frac{\sum_{i-1}^{n}(X_i - \overline{X})(Y_i - \overline{Y})}{\sqrt{\sum_{i-1}^{n}(X_i - \overline{X})^2\sum_{i-1}^{n}(Y_i - \overline{Y})^2}}$$

R は -1 から $+1$ の間の値となり，-1, $+1$ のときは完全相関といい，2 つのデータ群に強い関連性があることを示し，$R = 0$ のときは無相関で 2 つのデータ群には関連性がないこととなります。

$1.0 \geqq \|R\| \geqq 0.7$	高い相関がある
$0.7 \geqq \|R\| \geqq 0.5$	かなり高い相関がある
$0.5 \geqq \|R\| \geqq 0.4$	中程度の相関がある
$0.4 \geqq \|R\| \geqq 0.3$	ある程度の相関がある
$0.3 \geqq \|R\| \geqq 0.2$	弱い相関がある
$0.2 \geqq \|R\| \geqq 0$	ほとんど相関がない

図 9.3 に相関係数とデータの関連性のイメージを示します。

なお，x と y 相互の結びつきを見るには，R よりも R^2 を使用する方が良いでしょう。

$$R^2 = \frac{s_{xy}^2}{s_x s_y} = \frac{s_{xy}}{s_x} \cdot \frac{s_{xy}}{s_y}$$

この R^2 を決定係数とよびます。

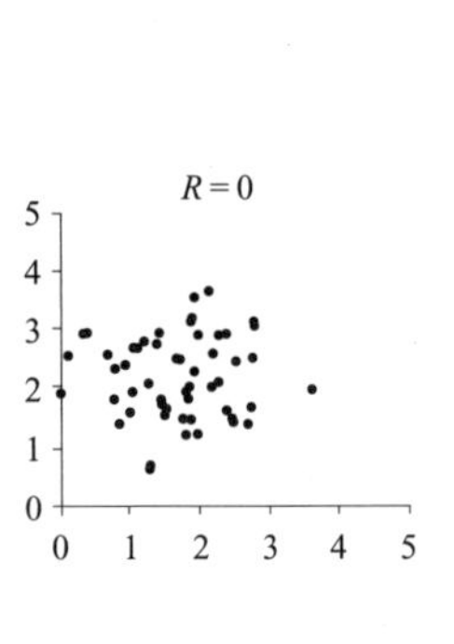

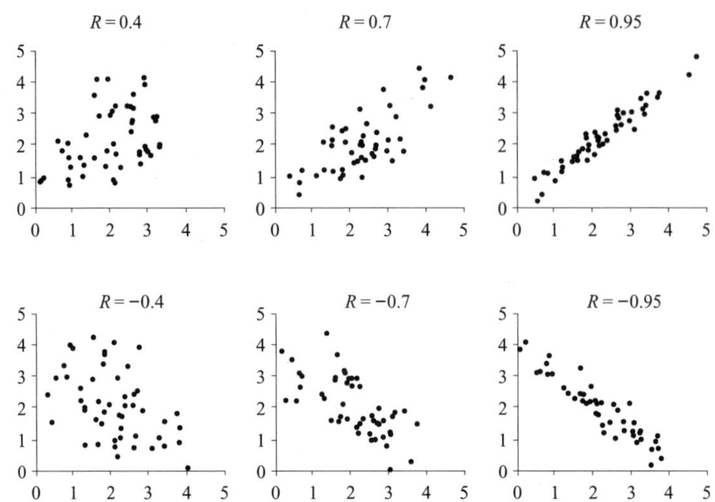

図 9.3　相関係数と相関性のイメージ

【例題 9.1】　次の x, y からなるデータに対する相関係数を計算しなさい。

x	y
3.32	2.84
0.70	0.39
2.42	3.02
1.54	1.28
2.35	2.09
1.85	2.32
3.06	2.64
2.47	2.86
3.51	2.90
2.17	2.97
1.51	1.99

9.2　回帰分析

9.2.1　回帰

回帰
regression

回帰とは2つのデータ群に関連がある場合に，基準となる一方の値が大きくなったときに，対象とするもう一方の値がどれだけ大きくなるかを知るための統計手法です。

このとき，基準となる変数 x を**説明変数**または**独立変数**といい，対象となる変数 y を**目的変数**または**従属変数**といいます。

回帰には，大きく分けて線形回帰と非線形回帰があるが，今回は線形回帰に焦点を絞って述べることとします。

9.2.2 単回帰分析

線形回帰の場合，回帰直線は $y = a + bx$ と表されます。データ間に相関が認められる場合，回帰直線の傾き b は，共分散 s_{xy} を説明変数 x の分散 s_x^2 で割った次の式で求められます。

$$b = \frac{s_{xy}}{s_x} = \frac{\frac{1}{n-1}\sum_{i-1}^{n}(X_i - \overline{X})(Y_i - \overline{Y})}{\frac{1}{n-1}\sum_{i=1}^{n}(X_i - \overline{X})^2}$$

$$= \frac{\sum_{i-1}^{n}(X_i - \overline{X})(Y_i - \overline{Y})}{\sum_{i=1}^{n}(X_i - \overline{X})^2}$$

この際は，説明変数 x に対する目的変数 y の誤差が最小になるように，最小二乗法を用いて回帰式を導出しています。また，回帰直線は分布の重心である座標 $(\overline{X}, \overline{Y})$ を通ることから，切片 a は次のように求められます。

$$\overline{Y} = a + b\overline{X} \rightarrow a = \overline{Y} - b\overline{X}$$

9.2.3 回帰係数の傾きの有意性

回帰式に現れる傾き b が意味のあるものかについては，95%信頼区間を用いて推定することが可能です。目的変数 y の実測値 Y_i に対し，説明変数を元に回帰直線より計算した予測値 y_i を考えると，その誤差 $(y_i - Y_i)$ の分散（誤差分散）は次の式で表されます。

$$s^2 = \frac{\displaystyle\sum_{i-1}^{n}(y_i - Y_i)^2}{n-2}$$

b の標準誤差 SE は，s^2 を説明変数 x の平方和 S_x で割った平方根となります。

$$S_x = \sum_{i=1}^{n}(X_i - \overline{X})^2$$

$$SE = \sqrt{\frac{s^2}{S_x}} = \frac{s}{\sqrt{S_x}}$$

真の傾き β の95%信頼区間は，SE に自由度 $n-2$ のときの棄却限界値 $t(n-2,\ 0.025)$ を掛けることで求められます。

$$b \quad t(n \quad 2,\ 0.025)\ SE \leqq \beta \leqq b + t(n-2,\ 0.025)\ SE$$

この信頼区間が0を含まない場合は，回帰係数が統計的に有意な傾きを持つことを示しています。また，同じことですが帰無仮説 $\beta = 0$（傾きが有意でない，無相関である）と仮定すると

$$t = \frac{b - \beta}{SE} = \frac{|b|}{SE}$$

は自由度 $n-2$ の t 分布に従うので，$|t| \geqq t(n-2, 0.025)$ のときに，有意な傾きを持つと判定します。

【例題 9.2】 例題9.1のデータに関する回帰直線を計算し，その有意性を判定しなさい。

9.2.4 相関係数と回帰係数

相関係数
coefficient of correlation

ここで，相関係数と回帰係数のそれぞれの式をもう一度確認する。

$$\text{相関係数：} \quad R = \frac{s_{xy}}{\sqrt{s_x s_y}} = \frac{\sum_{i-1}^{n}(X_i - \overline{X})(Y_i - \overline{Y})}{\sqrt{\sum_{i=1}^{n}(X_i - \overline{X})^2 \sum_{i=1}^{n}(Y_i - \overline{Y})^2}}$$

$$\text{回帰係数（傾き）：} \quad b = \frac{s_{xy}}{s_x} = \frac{\sum_{i-1}^{n}(X_i - \overline{X})(Y_i - \overline{Y})}{\sum_{i=1}^{n}(X_i - \overline{X})^2}$$

相関関係と異なり，回帰係数は説明変数 x に対する y の誤差が最小になるように求めていますので，y 方向（垂直方向）の誤差のみを考慮し，x 方向の誤差を考慮していません。回帰は x を元にして y を求める $(x \to y)$ ため，回帰直線を求める際は，ここのデータから垂直方向に引いた直線の距離が最小になるように計算します（最小二乗法）。これに対し，相関は，x と y にどのくらいの関係があるかを見るため，両者は同等の関係 $(x = y)$ にあるからです。このように，両者は目的が異なる分析のため，その違いを理解し，使い分ける必要があります。

9.2.5 重回帰分析

上記のように，回帰分析では変数に $x \to y$ という方向性が存在します。そこで，複数の説明変数を用いて目的変数の変化を予測することが可能になります。このような手法を**重回帰分析**といいます。

重回帰分析
multiple regression

$$\text{重回帰：} \quad y = a + b_1 x_1 + b_2 x_2 + b_3 x_3 + \cdots \tag{9.1}$$

ここで，a は定数，b はそれぞれの変数の回帰係数である。

こうして得られた回帰直線を利用すれば，目的変数を1つの説明変数だけでなく多数の説明変数で表現できるため，単回帰の一変数の場合よりも誤差が少なく説明することが可能となります。また，各説明変数を標準化（平均0，分散1）しておけば，回帰係数の絶対値が大きい説明変数が目的変数の変動により大きく影響していることがわかるため，関連要因の分析を行うこともできます。

問題 9.1　例題1のデータに関する回帰分析をExcelで行って下さい。

Column

Microsoft Excelの「分析ツール」を用いた回帰分析

Excelの「分析ツール」の中には「回帰分析」のプログラムが内包されており，これを利用することで単回帰および重回帰分析が容易に利用できます。

3ヶ月の平均血糖値とヘモグロビンA1c (HbA1c)の間には相関があるといわれています。10人のボランティアの血糖値とHbA1cの値を調べたところ，以下のようになりました。

表 9.1　平均血糖値とHbA1cの関係

平均血糖値 (mg/dL)	HbA1c(%)
125	6.96
66	3.74
169	7.47
132	5.38
115	5.01
117	6.03
95	5.71
112	5.38
108	6.00
162	6.41

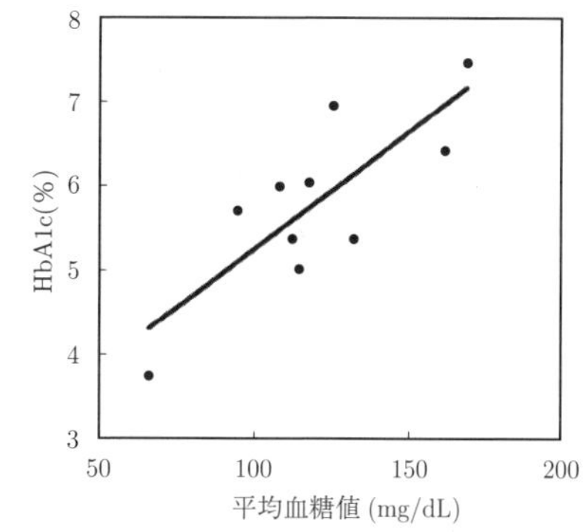

図 9.4　表9.1のデータをプロットしたもの
平均血糖値とHbA1cに相関があると予想されます。

これをExcelに入力し，「分析ツール」から「回帰分析」を選択します。

	A	B	C	D	E	F
1	平均血糖値(mg/dL)	HbA1c(%)				
2	125	6.96				
3	66	3.74				
4	169	7.47				
5	132	5.38				
6	115	5.01				
7	117	6.03				
8	95	5.71				
9	112	5.38				
10	108	6				
11	162	6.41				

データ分析
分析ツール(A)
共分散
基本統計量
指数平滑
F 検定: 2 標本を使った分散の検定
フーリエ解析
ヒストグラム
移動平均
乱数発生
順位と百分位数
回帰分析

入力Y範囲に血糖値を，入力X範囲にHbA1cを選択し，OKをクリックします。

	A	B
1	平均血糖値(mg/dL)	HbA1c(%)
2	125	6.96
3	66	3.74
4	169	7.47
5	132	5.38
6	115	5.01
7	117	6.03
8	95	5.71
9	112	5.38
10	108	6
11	162	6.41

回帰分析
入力元
入力Y範囲(Y): $A$1:$A$11
入力X範囲(X): $B$1:$B$11
☑ ラベル(L)　☐ 定数に0を使用(Z)
☐ 有意水準(O) 95 %
出力オプション
○ 一覧の出力先(S):
◉ 新規ワークシート(P):
○ 新規ブック(W)
残差
☐ 残差(R)　☐ 残差グラフの作成(D)
☐ 標準化された残差(T)　☐ 観測値グラフの作成(I)
正規確率
☐ 正規確率グラフの作成(N)

新しいワークシートに結果が表示されます。相関係数は0.800と良好な結果を示します。またHbA1cに傾きの検定結果が表示されており，本回帰直線の有意性も証明されています。

	A	B	C	D	E	F	G	H	I
1	概要								
2									
3	回帰統計								
4	重相関 R	0.799881							
5	重決定 R2	0.63981							
6	補正 R2	0.594786							
7	標準誤差	19.11684							
8	観測数	10							
9									
10	分散分析表								
11		自由度	変動	分散	測された分散	有意 F			
12	回帰	1	5193.271	5193.271	14.21048	0.005468			
13	残差	8	2923.629	365.4536					
14	合計	9	8116.9						
15									
16		係数	標準誤差	t	P-値	下限 95%	上限 95%	下限 95.0%	上限 95.0%
17	切片	-13.438	35.93637	-0.37394	0.718165	-96.3075	69.43138	-96.3075	69.43138
18	HbA1c(%)	22.98813	6.098166	3.769679	0.005468	8.925732	37.05052	8.925732	37.05052

回帰分析の結果から，血糖値とHbA1cとの関係は

$$\text{平均血糖値 (mg/dL)} = 22.96 \times \text{HbA1c} - 13.36$$

となります。

第10章
医薬品開発と統計

◆ 学習の目標 ◆

統計解析をするときは，母集団すべてを解析するのではなく，その一部を取り出して解析して全体像をつかんでいきます。では，そのサンプル数はどのくらいとったらよいのでしょうか？ 実は，ここにもサンプル数を求めるための計算方法があります。

サンプルの例数は，解析結果のエラーをどこまで小さくするかによって決まります。このエラーには第1章で解説した「第1種の過誤」「第2種の過誤」があります。両方の過誤をいくらに設定するかが決まれば，計算によって調査に必要な例数が決まるのです。本章では，その方法を解説していきます。

調査・実験を始める前に，必要な例数を計算できたら，少なすぎて証明できなかったり，多すぎで費用がかかったりという無駄を省くことができます。最初の計画段階から無理・無駄を省くように心がけましょう。

たとえば，臨床の治験で新薬の薬効が既存の薬剤より大きいことを示すためには，得られた標本からの推定の精度が問題となります。すでに第1章で述べたように，統計学的な解析では第1種の過誤 (α) と第2種の過誤 (β) の2種類の過誤が起こる可能性があるため，それぞれの過誤が起こる確率を可能な限り小さくする必要があります。

一方，調査・研究にかかる費用や労力が膨大になることを防ぐためには，標本数は少ない方が望ましい。治験などで精度を追い求めすぎるあまり，費用が膨大になって新薬の申請ができないことになっては，薬を待ち望む患者に対して大きな不利益となります。そこで，研究精度を十分に保ちながら，最低限の例数を確保することが望まれます。

本章では代表的ないくつかの調査・研究モデルを例にとって，解析の精度を確保するために必要な例数の計算方法について述べます。

対象	ランダム化の手法	概要や特徴
個人	均等ランダム割り付け	一般的なランダム化の手法各群に同数の患者を割り付ける。
個人	ブロックランダム割り付け	症例数が少ない臨床研究で用いられることが多い。
個人	層別ランダム割り付け	要因別であらかじめ層別化し，各層でランダム割り付けを行う。
個人	不均等ランダム割り付け	2：1など，2群間で不均等な人数に割り付ける。
集合	クラスターランダム割り付け	人の集合単位で割り付ける。

10.1　同等性・非劣性試験における考え方

同等性を積極的に証明するには，これまで述べてきた有意差検定とは異なった形で β に関する有意水準を設定する必要があります。すでに第1章で述べたように，α と β は相反する関係にあり，いずれかの水準を厳しくすれば，他方が大きくなる関係にあります。通常の有意差検定の場合には α を厳しく（多くの生物統計の場合は $\alpha < 0.05$）判定するため，帰無仮説が棄却されて対立仮説が採用された場合には「両群に差がある」ことを証明できるが，逆に帰無仮説が棄却できなかった場合には，β が大きくなっているため「両群が等しい」ことを証明できず「両群に差があるとまではいえない」との説明しかできません。以上のことから，同等性検定の場合には β を厳しく判定するように調整を行う必要があります。

さて，この有意水準の調整のためには，しばしば有意差を判定する式に対して「医学的に意味のある誤差」Δ を導入する方法（上乗せ検定）を

とる場合が多い。すなわち，2 群の差を検定するような場合には，α の検定を行う t を計算する式

$$t_\alpha = \frac{|\overline{X}_A - \overline{X}_B|}{SE(\delta)} \tag{10.1}$$

に対して，Δ を導入した式

$$t_\beta = \frac{|\overline{X}_A - \overline{X}_B| + \Delta}{SE(\delta)} \tag{10.2}$$

を用いて同等性を証明します。このように Δ を導入することで，誤差の分だけ両群の差を広く判定し，わずかの差を検出することで真に同等であるか否かを積極的に証明します。

10.1.1 誤差 Δ の設定

新しい治療(新薬)と既存の治療(既存薬)の同等性・非劣性を判断するに際して，Δ を設定するには，新規治療が既存治療よりも「医学的に意味のある差」を超えて劣らない程度に設定することが求められます。

Δ を設定するには，まず過去の比較試験を調べ(できれば メタ・アナリシスを用いることが望ましい)既存治療の効果を推定します。治療効果の信頼区間の下限値を元に，その 50〜80%を Δ に設定することが勧められています。ただ，この基準も厳密なものではなく，医学的判断に基づいて上下に変動する場合も多い。しかしながら，この Δ の設定が重要な意味を持つことから，内外の文献をきっちり精査して，医学的な意味を理解する必要があります。臨床試験などでは，研究開始前に Δ を設定し，その根拠とともに研究計画書に記載することが求められています。

メタ・アナリシス
meta-analysis
過去に独立して行われた複数の臨床研究のデータを収集・統合し，統計的方法を用いて解析したもの

簡易的には，95%信頼区間などを指標に Δ を設定する場合があります。その場合でも，医学的意味合いを考慮する必要があるため，標準偏差を元に，100 例ほどのサンプル数を確保したと仮定しての 95%信頼区間を Δ とするなどの手法が取られます。

$$\Delta = Z(0.025) \times \frac{\sigma}{\sqrt{n}} = 1.960 \times \frac{\sigma}{\sqrt{100}}$$

10.1.2 計算例：2 群間の同等性の検定

では，実際にもっとも単純な 2 群間の平均値の差を用いた同等性の比較を行ってみます。この際，同等性検定の計算に用いる式は，対応のない t 検定の式に Δ を導入した

$$t_\beta = \frac{|\overline{X}_A - \overline{X}_B| + \Delta}{\sqrt{\dfrac{S_A + S_B}{n_A + n_B - 2}\left(\dfrac{1}{n_A} + \dfrac{1}{n_B}\right)}} \tag{10.3}$$

となります。ここから計算された t_β を $t(\nu,\alpha)$ と比較し，$t_\beta \leqq t(\nu,\alpha)$ ならば両群は「同等」とみなされます。他方，$t_\beta > t(\nu,\alpha)$ となった場合には，仮説が棄却されるので，両群は「同等とはいえない」と判断されます。

例として，降圧薬を先発品からジェネリック医薬品に切り替えるかどうかを評価する目的で，両者の降圧作用の同等性を検定します。両者を服用した患者の平均血圧は表10.1のとおりです。なお，服用前の血圧には両群で差がないものとします。

表10.1　先発品とジェネリック医薬品服用後の平均血圧との比較

	平均 ± 標準偏差 (mmHg)	例数
先発品	135 ± 26	50
ジェネリック	138 ± 24	50

医学的見地から考えて Δ を 5 mmHg と設定し，評価を行うこととします。まず，標準偏差 σ と例数 n から各群の平方和 S を計算します。$S = (n-1)\sigma^2$ より

先発品の平方和　　　　$S_1 = (50-1) \times 26^2 = 33124$
ジェネリックの平方和　$S_2 = (50-1) \times 24^2 = 28224$

これらの値を式(10.3)に代入して

$$t = \frac{|135 - 138| + 5}{\sqrt{\dfrac{33124 + 28224}{50 + 50 - 2}\left(\dfrac{1}{50} + \dfrac{1}{50}\right)}} = 1.599 \tag{10.4}$$

有意水準5%，自由度 $(50+50-2) = 98$ のときの $t(\nu,\alpha) = 1.984 > 1.599$ なので，両者の差は医学的に誤差範囲であり，同等とみなして良いと判断します。

10.2　「ドラッグラグ」の解消に向けての同等性検定の重要性

他方，近年いわゆる「ドラッグラグ」の解消や，治験の標準化を目指して，日米EU医薬品規制調和国際会議 (ICH) により治験に関する国際的なガイドラインが策定されています。海外での臨床治験のデータを組み込むことによって，国内で実施された臨床試験成績に関する資料を併せ

て提出することにより，国内での承認申請がスムーズに行えるといった利点があります。この際，とくに医薬品の効果(特定の用法・用量における有効性および安全性)に与える民族的要因の影響を客観的に評価することが重要であり，1998年以降，日本でもそのガイドラインに従って外国臨床試験データの活用が進みつつあります。この場合においても，外国のデータと国内のデータについての同等性を検証することで，同等性の認められるデータは積極的に活用し，逆の場合はガイドラインに従っていても，いま一度データの妥当性を検証するようにすれば，データ間の有用性および信頼性が高まると考えられます。

以上のように，医療制度が劇的な変化を迎えている現在，同等性検定の重要性はますます高まっており，とくに臨床薬剤師に必須のスキルとして修得していくことが必要です。

ここで，正確な検出力を保つために必要な例数の計算を提起します。

10.3　母比率の推定

疫学調査などで，ある地域における罹患率などを調べたいとき，母比率 π を $\pm x$ の精度で推定するために必要な標本の大きさ n を求める場合に使用します。第1種の過誤の確率を 2α（両側検定)とすると $(1-2\alpha)$ は母比率の精度の信頼性を表します。このとき，必要な標本の大きさ n は，以下の式で求められます。ここで，$Z(\alpha)$ は α における標準正規分布の片側パーセント点です。

$$n = \left(\frac{Z(\alpha)}{x}\right)^2 \pi(1-\pi) \tag{10.5}$$

10.3.1　計算例

ある年の全国における高血圧者の割合は30%であった。ある都道府県について信頼率95%で高血圧者の比率を精度 $\pm x = \pm 0.03$ で推定するためにはどのくらいの標本が必要か。

$2\alpha = 1 - 0.95 = 0.05$ より $Z(\alpha) = 1.960$ である。また，$\pi = 0.30$ です。したがって，必要な標本数は

$$n = \left(\frac{1.960}{0.03}\right)^2 \times 0.30 \times 0.70 = 896.4 \tag{10.6}$$

となり，897人程度を調査する必要があります。ここで重要なのは，n は調査に最低必要な標本数なので，実際の標本数は n 以上であり，値は四捨五入ではなく切り上げで利用することです。

なお，上記の推定では信頼性(第1種の過誤)のみを想定しているため，検出力(第2種の過誤)の検討を行っていません。全国の比率πとその都道府県の比率pとが異なる場合，$p-\pi=x$として検出力を$1-\beta$とするときのnは以下のとおりです。

$$n=\left(\frac{Z(\alpha)\sqrt{\pi(1-\pi)}+Z(\beta)\sqrt{p(1-p)}}{x}\right)^2 \tag{10.7}$$

上記の計算例の場合，検出力を80%とすると，$\beta=0.2$より$Z(\beta)=0.842$。また$\pi=0.3$, $p=0.33$と想定すると，

$$\begin{aligned}n&=\left(\frac{1.960\times\sqrt{0.30\times0.70}+0.842\times\sqrt{0.33\times0.67}}{0.03}\right)^2\\&=1860.8\end{aligned} \tag{10.8}$$

であり1861人を必要とし，信頼性のみを考えた場合の2倍以上の例数を必要とします。

10.4　標本からの母平均の推定

信頼率$(1-2\alpha)$の元で，母平均μ，母標準偏差σのとき，母平均を$\pm\delta$の精度で推定するために必要な標本の大きさnは次の式で求められます。

$$n=\left(\frac{Z(\alpha)}{\delta}\right)^2\sigma^2 \tag{10.9}$$

ただし，母比率の検定の場合と同様に，検出力を想定する場合には，次の式を用います。

$$n=\left(\frac{Z(\alpha)+Z(\beta)}{\delta}\right)^2\sigma^2 \tag{10.10}$$

10.4.1　計算例

成人男子(30〜49歳)において，適度な運動を行っている場合の1日当たりのエネルギー所要量は約2650 kcalとします。ある地域の成人男子におけるエネルギー消費量について，信頼率95%で母平均を±100 kcalの精度で推定するために必要な例数はいくらか。なお，類似の過去の調査結果で母平均の標準偏差は±500 kcalであった。

$1-2\alpha=0.95$より$\alpha=0.025$なので，$Z(\alpha)=1.960$。今回の場合は検出力を考慮していないので，

$$n=\left(\frac{Z(\alpha)}{\delta}\right)^2\sigma^2=\left(\frac{1.960}{100}\right)^2\times500^2=96.04 \tag{10.11}$$

であり，97人程度を必要とします。

10.5　2群の比率の差の検定

疫学調査などで，地域毎の罹患率の違いなどを検証するためには2群の比率の差を検討します。2つの集団の罹患率をそれぞれ p_1，p_2 とすると，有意水準 2α，検出力 $1-\beta$（片側）における必要な標本の例数 n は以下の式で表される。

$$n = \left[\frac{Z(\alpha)\sqrt{\overline{p}(1-\overline{p})(1+1/f)} + Z(\beta)\sqrt{p_1(1-p_1)+p_2(1-p_2)/f}}{p_1 - p_2}\right]^2$$

$$\text{ただし},\overline{p} = \frac{p_1 + f \cdot p_2}{1+f} \tag{10.12}$$

f は，対照群と処理群の例数との比 $\left(f = \dfrac{n_1}{n_2}\right)$ です。通常は両群の例数を揃えるため，$f=1$ として例数を類推します。

10.5.1　計算例

糖尿病の有病者数が高いとされるA県と，低いとされるB県の比率の違いを判定するのに必要な標本数はいくらか。なお，有意水準を5%，検出力を20%とし，A県の有病率を15%，B県を5%と想定します。

$p_1 = 0.15,\ p_1 = 0.05,\ f = 1$ とする。このとき

$$\overline{p} = \frac{0.15 + 0.05 \times 1}{1+1} = 0.10 \tag{10.13}$$

また，$\alpha = 0.025$ より $Z(\alpha) = 1.960, \beta = 0.20$ より $Z(\beta) = 0.842$。
以上から必要な標本数 n は

$$n = \left[\frac{1.960\times\sqrt{0.10\times0.90\times(1+1)}+0.842\times\sqrt{0.15\times0.85+0.05\times0.95/1}}{0.15-0.05}\right]^2$$
$$=140.1 \tag{10.14}$$

よって，両県から141名ずつを抽出し，調査すればよい。

10.6　2群の平均の差の検定

2群の平均の差の検定に必要な例数を考えます。これはとくに，少数例の予備実験を行って平均の差をある程度予測した後に，その差が医学的に意味のある差であることを検証する場合に用いられ，とくに後期第II相試験の結果を元に，第III相試験に必要な解析数を設定する場合などに重要です。

t 検定のような等分散性が保証されているデータにおいて，対照群と処理群との平均値をそれぞれ μ_1, μ_2 とし，両群の標準偏差を σ としたとき，有意水準 2α，検出力 $1-\beta$（片側）における必要な標本の例数 n は以下の式で表されます。

$$n = \frac{\{Z(\alpha)+Z(\beta)\}^2(1+1/f)}{d^2}, \quad ただし, d = \frac{\mu_1-\mu_2}{\sigma} \tag{10.15}$$

10.6.1　計算例

臨床開発中の新規アンギオテンシンII受容体拮抗薬(B)について，既存の医薬品であるロサルタンカリウム(A)よりも降圧作用が優れていることを証明したい。

いま，後期第II相試験の結果，A，B両薬剤を服用した患者の平均血圧はそれぞれ

A服用群：130 ± 40 mmHg

B服用群：120 ± 40 mmHg（平均 ± 標準偏差，服用前に両群に差はない）

であった。この結果を踏まえ，BがAよりも降圧作用が医学的に優れていることを証明するために必要な第III相試験での例数はいくらか。なお，$2\alpha = 0.05$，$\beta = 0.20$ とし，両群とも同じ症例数を集めるものとします。

このとき，$\mu_1 = 130$，$\mu_2 = 120$ であり，$\sigma = 40$ です。また，両群の例数を同じにするので $f = 1$ です。

$$d = \frac{\mu_1-\mu_2}{\sigma} = \frac{130-120}{40} = 0.25 \tag{10.16}$$

必要な例数 n は

$$n = \frac{\{Z(\alpha)+Z(\beta)\}^2(1+1/f)}{d^2} = \frac{\{1.960+0.842\}^2(1+1/1)}{0.25^2}$$
$$= 251.2 \tag{10.17}$$

したがって，最低限必要な例数は各252人です。

10.7 母平均の同等性の検定

同等性検定の場合も，基本的に2群の平均の比較であるので，式(10.14)と同様の式になるが，上乗せ誤差 Δ を想定する必要があるので，d を次の式で算出します。

$$d = \frac{\mu_2 - \mu_1 + \Delta}{\sigma} \tag{10.18}$$

10.7.1 計算例

降圧剤に関して，新規に導入されるジェネリック医薬品の効果が先発品と同等であるかを解析したい。先発品の平均の血圧低下を25 mmHg，標準偏差10 mmHgとし，「後発医薬品の生物学的同等性試験ガイドライン」に従って Δ を20%と想定します。

有意水準5%の両側検定とし，検出力を90%としたとき，解析に必要な例数(先発品とジェネリック医薬品を同例数)はいくらか。

この場合，同等性検定なので $\mu_1 = \mu_2 = 25$，また $\sigma = 10$，$\Delta = 25 \times 0.2 = 5$ です。

$$d = \frac{25 - 25 + 5}{10} = 0.5 \tag{10.19}$$

$\alpha = 0.025$ より $Z(\alpha) = 1.960$，$\beta = 0.90$ より $Z(\beta) = 1.282$。よって必要な例数 n は

$$\begin{aligned} n &= \frac{\{Z(\alpha) + Z(\beta)\}^2 (1 + 1/f)}{d^2} = \frac{\{1.960 + 1.282\}^2 (1 + 1/1)}{0.5^2} \\ &= 84.1 \end{aligned} \tag{10.20}$$

と計算され，各群85人ずつを必要とします。

解　答

〈1 章〉

[問題 1]

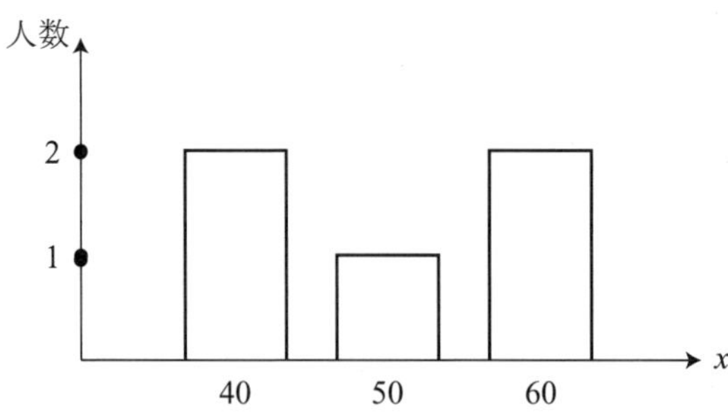

標本平均 $\overline{x}=50$ 円，不偏分散 $s^2=100$ 円^2, 標準偏差 $SD=10$ 円, 範囲 $R=20$ 円, 変動係数 $CV=0.2$, 標準誤差 $SE=2\sqrt{5}$ 円

[問題 2]　正　正　誤

[問題 3]　誤

〈2 章〉

[問題 1]　$E(X)=1/4$ 枚, $V(X)=3/16$ 枚^2

[問題 2]　$P_B(A)=\dfrac{P(A)\times P_A(B)}{P(A)\times P_A(B)+P(A^c)\times P_{A^c}(B)}=1/2$

[問題 3]

(1) $E(X)=50$ 枚　(2) $V(X)=25$ 枚^2　(3) 5 枚　(4) $50\pm 9.8=[40.2, 59.8]$

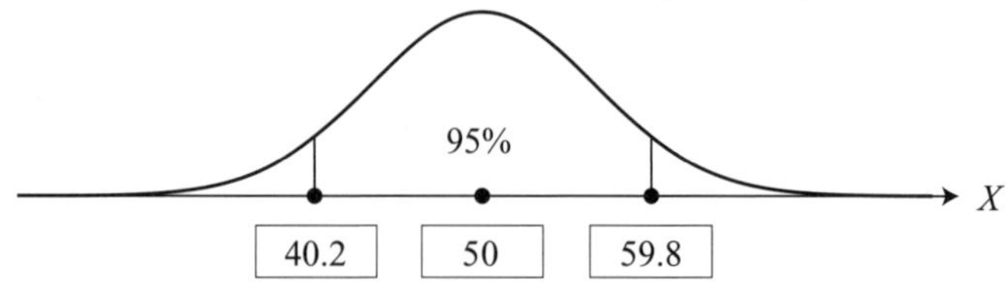

(5) 0.5　(6) 0.0025　(7) 0.05　(8) $0.5\pm 0.098=[0.402, 0.598]$

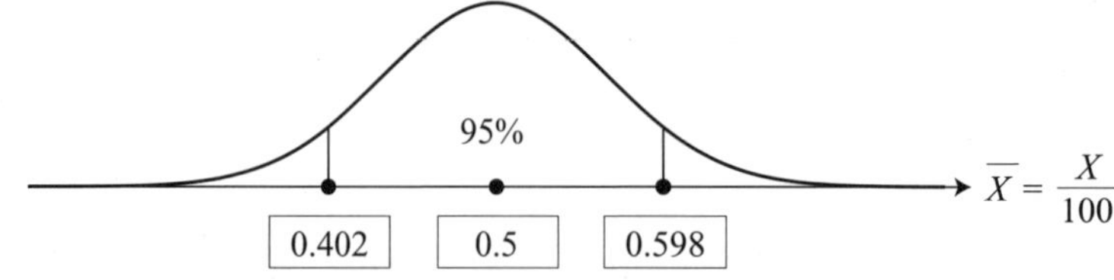

[問題 4]

(1) $E(W)=40$ 分　$V(W)=36$ 分^2　$\sigma(W)=6$ 分　95 % $40\pm 11.76=[28.24, 51.76]$，図は省略

(2) 0.5　(3) 8 時 8 分

[問題 5]

(1) $E(X) = \mu, V(X) = \sigma^2/2$　(2) $E(Y) = \mu, V(Y) = 5\sigma^2/9$

(3) $E(Z_t) = \mu, V(Z_t) = (2t^2 - 2t + 1)\sigma^2$, $t = 1/2$

〈3 章〉

[問題 1]

(1) $I_p = \frac{1}{2} \pm 2\sqrt{\frac{1}{2} \times \frac{1}{2} \times \frac{1}{100}} = 0.5 \pm 0.1 = [0.4, 0.6]$

(2) $I_p = \frac{1}{2} \pm 2\sqrt{\frac{1}{2} \times \frac{1}{2} \times \frac{1}{10000}} = 0.5 \pm 0.01 = [0.49, 0.51]$

[問題 2]

(1) $\overline{x} = 112$ グラム, $s^2 = 36$ グラム^2.

(2) $I_\mu = 112 \pm 1.96\sqrt{\frac{25}{9}} = 112 \pm 3.27 = [108.73, 115.27]$

(3) $I_\mu = 112 \pm 2.31\sqrt{\frac{36}{9}} = 112 \pm 4.62 = [107.38, 116.62]$

〈4 章〉

[問題 1]　(1) $H_0 : p = 1/5, H_1 : p \neq 1/5$

(2) $t = 1.25$, 95%点は ± 1.96, t 値は棄却域に入らないので, p は 1/5 と異なるといえない。

(3) $I_p = 0.25 \pm 0.09 = [0.16, 0.34]$, 95%信頼区間は 1/5 を含むので, p は 1/5 と異なるといえない。

[問題 2]　(1) $\overline{x} = 150, s^2 = 500$　(2) $H_0 : \mu = 120$, $H_1 : \mu \neq 120$

(2-1) $I_\mu = 150 \pm 28 = [122, 178]$, 95%信頼区間は 120 を含まないので, μ は 120 円と異なるといえる。

(2-2) $t = 3$, 自由度 4, 95%点は ± 2.8, t 値は棄却域に入るので, μ は 120 円と異なるといえる。

(3) $H_0 : \mu = 175$, $H_1 : \mu < 175, t = -2.5$, 95%点は -2.1, t 値は棄却域に入るので, μ は 175 円より安いといえる。

[問題 3]　(1) $\overline{x}_1 = 13, \overline{x}_2 = 20$, $s_1^2 = 32$, $s_2^2 = 256$　(2) $H_0 : \mu_1 = \mu_2$, $H_1 : \mu_1 \neq \mu_2$

(2-1) $t = -2.60$, 95%点は ± 1.96, t 値は棄却域に入るので差があるといえる。

(2-2) $t = -2.17$, 自由度 14, 95%点は ± 2.14, t 値は棄却域に入るので, 差があるといえる。

(2-3) 自由度 $k = 9$, $t = -2.17$, 95%点は ± 2.26, t 値は棄却域に入らないので, 差があるといえない。

(2-4) $W = 50$, $\underline{W}(8, 8, 0.025) = 49, \overline{W}(8, 8, 0.025) = 87$, W 値は棄却域に入らないので, 差があるといえない。

[問題 4]　(1) $\bar{t} = 5, s^2 = 32$　(2) $H_0 : \mu(\text{後}) = \mu(\text{前})$, $H_1 : \mu(\text{後}) \neq \mu(\text{前})$

(2-1) $t = 2.50$, 自由度 7, 95%点は ± 2.36, t 値は棄却域に入るので, 血圧は変化したといえる。

(2-2) $N = 8$, $WS = 31$, $\underline{WS}(8, 0.025) = 3, \overline{WS}(8, 0.025) = 33$, WS 値は棄却域に入らないので, 血圧は変化したといえない。

[第 87 回 問 182]　正　正　誤

[第 87 回 問 213]　正　正　誤　誤　正

[第 93 回 問 230]　正　誤　正　正　誤

[第 98 回 問 298]　1, 3

[第 99 回 問 67]　3

[第 100 回 問 67]　3

〈5 章〉

[問題 1]　前向き研究のため，相対危険度を用いる。

相対危険度は

$$RR = \left(\frac{a}{a+b}\right) \Big/ \left(\frac{c}{c+d}\right) = \frac{39}{96} \Big/ \frac{107}{490} = 1.86$$

$$\exp\left(\log_e(RR) \pm Z(0.025) \times \sqrt{\frac{1-\frac{a}{a+b}}{a} + \frac{1-\frac{c}{c+d}}{c}}\right)$$

$$= \exp\left(\log_e(RR) \pm 1.960 \times \sqrt{\frac{b}{a(a+b)} + \frac{d}{c(c+d)}}\right)$$

$$= \exp\left(\log_e(1.8604) \pm 1.960 \times \sqrt{\frac{57}{39 \times 96} + \frac{383}{107 \times 490}}\right)$$

$$= [1.39, 2.50]$$

95%信頼区間の範囲は 1 より大きいため，165mmHg 以上の収縮期血圧では冠状動脈疾患の発生が有意に増加するといえる。

$$\text{絶対リスク減少率}\quad ARR = \frac{107}{107+383} - \frac{39}{39+57} = \frac{107}{490} - \frac{39}{96}$$
$$= -0.188$$

絶対リスク減少率は負の値になりました。この場合，165mmHg 以上の収縮期血圧では，165mmHg 未満の場合に比べ，冠状動脈疾患の発生リスクの差が 0.1879 増加したと解釈されます。

$$\text{治療必要数}\quad NNT = \frac{1}{ARR} = \frac{1}{0.188} = 5.32$$

1 人の冠状動脈疾患の発生を抑えるために，5.32 人の収縮期血圧を 165mmHg 未満にする必要があることになります。

$$\text{相対リスク減少率}\,(RRR) = \frac{R(+) - R(-)}{R(-)}$$
$$= \left(\frac{39}{39+57} - \frac{107}{107+383}\right) \Big/ \left(\frac{107}{107+383}\right) = 0.860$$

〈6 章〉

[問題 1]　生存者数（リスク曝露者数）と死亡者数について，表のようにまとめる。

月	生存者数	死亡者数	備考
0	10	−	
2	10	1	
4	9	0	1 名打ち切り
6	8	1	1 名打ち切り
8	6	2	
10	4	1	1 名打ち切り
12	2	0	最後の打ち切りは死亡者数に影響しない。

これを元に生存率を計算する。

月	生存者数	死亡者数	生存率
0	10	−	1
2	10	1	$1-\dfrac{1}{10}=0.9$
4	9	0	$0.9\times\left(1-\dfrac{0}{9}\right)=0.9$
6	8	1	$0.9\times\left(1-\dfrac{1}{8}\right)=0.7875$
8	6	2	$0.7875\times\left(1-\dfrac{2}{6}\right)=0.525$
10	4	1	$0.525\times\left(1-\dfrac{1}{4}\right)=0.39375$
12	2	0	$0.39375\times\left(1-\dfrac{0}{2}\right)=0.39375$

グラフは次のようになる。

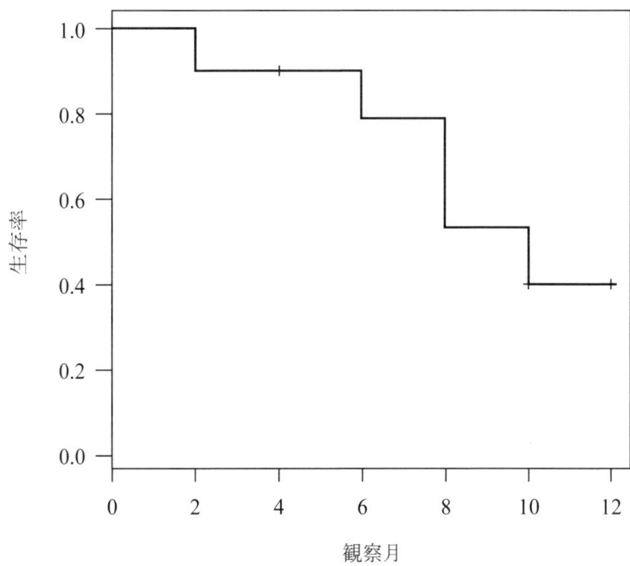

[問題 2] 両者のカプラン・マイヤー生存曲線は次のとおりである（点線が既存レジメン, 実線が新規レジメン）。

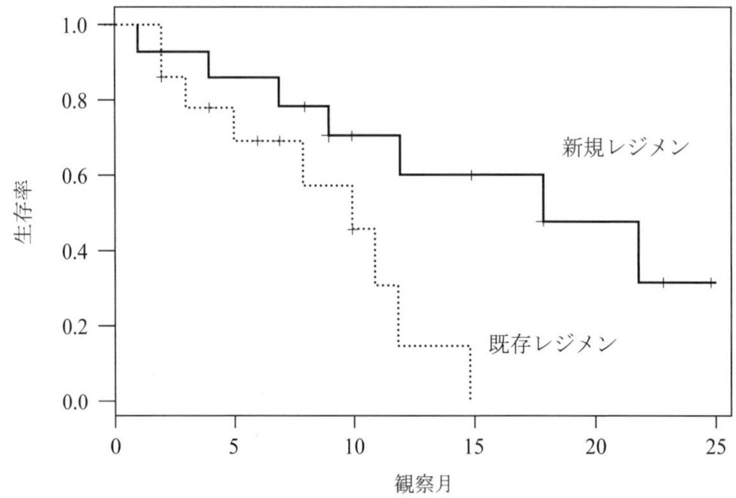

帰無仮説：既存レジメンと新規レジメンで生存率に差がない

対立仮説：既存レジメンと新規レジメンで生存率に差がある

データをまとめ, 期待値および分散を計算する。なお, 既存レジメン患者の観察できる 15 ヶ月目までのデータを使用する。

月	既存		新規		$n_{1j}+n_{2j}$	$d_{1j}+d_{2j}$	e_{1j}	e_{2j}	v_j
	n_{1j}	d_{1j}	n_{2j}	d_{2j}					
1	14	1	14	0	28	1	0.5000	0.5000	0.2500
2	13	1	14	1	27	2	0.9630	1.0370	0.4801
3	11	1	13	0	24	1	0.4583	0.5417	0.2483
4	10	0	13	1	23	1	0.4348	0.5652	0.2457
5	9	1	12	0	21	1	0.4286	0.5714	0.2449
6	8	0	12	0	20	0	0.0000	0.0000	0.0000
7	7	0	12	1	19	1	0.3684	0.6316	0.2327
8	6	1	11	0	17	1	0.3529	0.6471	0.2284
9	5	0	10	1	15	1	0.3333	0.6667	0.2222
10	5	1	8	0	13	1	0.3846	0.6154	0.2367
11	3	1	7	0	10	1	0.3000	0.7000	0.2100
12	2	1	7	1	9	2	0.4444	1.5556	0.3025
15	1	1	6	0	7	1	0.1429	0.8571	0.1224
合計		9		5			5.1113	8.8887	3.0239

χ^2 統計量を計算する。

$$\chi^2 = \frac{(9-5.1113)^2}{3.0239} = 5.001$$

自由度 1, 有意水準 5%の $\chi^2(1, 0.05) = 3.841 < 5.001$ より, 両レジメンの生存率には有意に差がある。

参考文献

(1) 岡田泰栄,『平均値の数学』共立出版, 1981
(2) 石村貞夫,『すぐわかる統計解析』東京図書, 1993
(3) 石井進,『生物統計学入門』培風館, 1975
(4) 丹後俊郎,『新版 医学への統計学』朝倉書店, 1993
(5) 永田靖, 吉田道弘,『統計的多重比較法の基礎』, サイエンティスト社, 1997
(6) 川瀬雅也,『生物学のための統計学入門 汎用ソフトウェアを活用して学ぶ』化学同人, 2009
(7) 亀井淳三,『治験薬学』南江堂, 2012
(8) 中村好一,『論文をただしく読み書くためのやさしい統計学』診断と治療社, 2008
(9) 松野純男,『薬学統計解析』京都廣川書店, 2011
(10) 北脇知己, 松野純男,『医療系のための実践的基礎統計学』ムイスリ出版, 2013
(11) 小佐野博史, 丸山桂司,『医薬品情報評価学』京都廣川書店, 2013
(12) 佐藤泰憲, 五所正彦,『ゼロから学ぶ医薬統計教室』メディカルビュー社, 2014
(13) 景山三平, 藤井良宜, 佐藤健一, 冨田哲治, 和泉志津恵,『医療系のための統計入門』実教出版, 2015
(14) 瀧澤毅,『薬学系学生のための基礎統計学』ムイスリ出版, 2010
(15) 宮原英夫, 丹後俊郎編,『医学統計学ハンドブック』朝倉書店, 1995
(16) Tukey J. W., (1962) The future of data analysis. Ann. Math. Statist., 33, 1–67.
(17) Kramer C. Y., (1956) Extension of multiple range tests to group means with unequal number of replications. Biometrics, 12, 307–310.
(18) Dunnett C. W., (1964) New tables for multiple comparisons with a control. Biometrics, 20, 482–491.
(19) Williams D. A., (1972) The comparison of several dose levels with a zero dose control. Biometrics, 28, 519–531.

付　表

〈表 1　標準正規分布〉

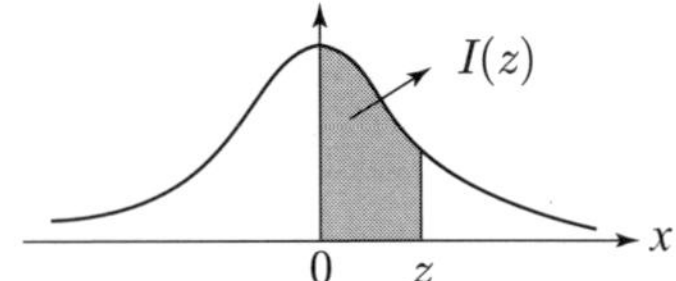

$$z \to I(z) = \frac{1}{\sqrt{2\pi}} \int_0^z e^{-\frac{1}{2}x^2} dx$$

z	.00	.01	.02	.03	.04	.05	.06	.07	.08	.09
0.0	.00000	.00399	.00798	.01197	.01595	.01994	.02392	.02790	.03188	.03586
0.1	.03983	.04380	.04776	.05172	.05567	.05962	.06356	.06749	.07142	.07535
0.2	.07926	.08317	.08706	.09095	.09483	.09871	.10257	.10642	.11026	.11409
0.3	.11791	.12172	.12552	.12930	.13307	.13683	.14058	.14431	.14803	.15173
0.4	.15542	.15910	.16276	.16640	.17003	.17364	.17724	.18082	.18439	.18793
0.5	.19146	.19497	.19847	.20194	.20540	.20884	.21226	.21566	.21904	.22240
0.6	.22575	.22907	.23237	.23565	.23891	.24215	.24537	.24857	.25175	.25490
0.7	.25804	.26115	.26424	.26730	.27035	.27337	.27637	.27935	.28230	.28524
0.8	.28814	.29103	.29389	.29673	.29955	.30234	.30511	.30785	.31057	.31327
0.9	.31594	.31859	.32121	.32381	.32639	.32894	.33147	.33398	.33646	.33891
1.0	.34134	.34375	.34614	.34849	.35083	.35314	.35543	.35769	.35993	.36214
1.1	.36433	.36650	.36864	.37076	.37286	.37493	.37698	.37900	.38100	.38298
1.2	.38493	.38686	.38877	.39065	.39251	.39435	.39617	.39796	.39973	.40147
1.3	.40320	.40490	.40658	.40824	.40988	.41149	.41309	.41466	.41621	.41774
1.4	.41924	.42073	.42220	.42364	.42507	.42647	.42785	.42922	.43056	.43189
1.5	.43319	.43448	.43574	.43699	.43822	.43943	.44062	.44179	.44295	.44408
1.6	.44520	.44630	.44738	.44845	.44950	.45053	.45154	.45254	.45352	.45449
1.7	.45543	.45637	.45728	.45818	.45907	.45994	.46080	.46164	.46246	.46327
1.8	.46407	.46485	.46562	.46638	.46712	.46784	.46856	.46926	.46995	.47062
1.9	.47128	.47193	.47257	.47320	.47381	.47441	.47500	.47558	.47615	.47670
2.0	.47725	.47778	.47831	.47882	.47932	.47982	.48030	.48077	.48124	.48169
2.1	.48214	.48257	.48300	.48341	.48382	.48422	.48461	.48500	.48537	.48574
2.2	.48610	.48645	.48679	.48713	.48745	.48778	.48809	.48840	.48870	.48899
2.3	.48928	.48956	.48983	.49010	.49036	.49061	.49086	.49111	.49134	.49158
2.4	.49180	.49202	.49224	.49245	.49266	.49286	.49305	.49324	.49343	.49361
2.5	.49379	.49396	.49413	.49430	.49446	.49461	.49477	.49492	.49506	.49520
2.6	.49534	.49547	.49560	.49573	.49585	.49598	.49609	.49621	.49632	.49643
2.7	.49653	.49664	.49674	.49683	.49693	.49702	.49711	.49720	.49728	.49736
2.8	.49744	.49752	.49760	.49767	.49774	.49781	.49788	.49795	.49801	.49807
2.9	.49813	.49819	.49825	.49831	.49836	.49841	.49846	.49851	.49856	.49861
3.0	.49865	.49869	.49874	.49878	.49882	.49886	.49889	.49893	.49896	.49900
3.1	.49903	.49906	.49910	.49913	.49916	.49918	.49921	.49924	.49926	.49929
3.2	.49931	.49934	.49936	.49938	.49940	.49942	.49944	.49946	.49948	.49950
3.3	.49952	.49953	.49955	.49957	.49958	.49960	.49961	.49962	.49964	.49965
3.4	.49966	.49968	.49969	.49970	.49971	.49972	.49973	.49974	.49975	.49976
3.5	.49977	.49978	.49978	.49979	.49980	.49981	.49981	.49982	.49983	.49983
3.6	.49984	.49985	.49985	.49986	.49986	.49987	.49987	.49988	.49988	.49989
3.7	.49989	.49990	.49990	.49990	.49991	.49991	.49992	.49992	.49992	.49992
3.8	.49993	.49993	.49993	.49994	.49994	.49994	.49994	.49995	.49995	.49995
3.9	.49995	.49995	.49996	.49996	.49996	.49996	.49996	.49996	.49997	.49997

〈表 2　t分布〉

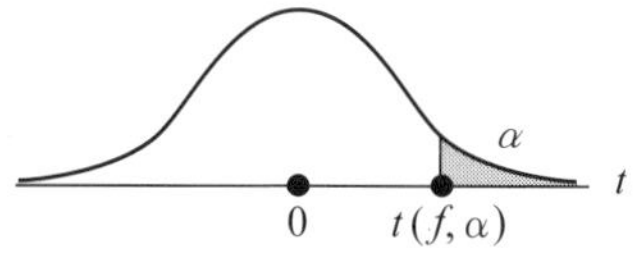

自由度 ＼ 2α / α	0.100 0.050	0.050 0.025	0.020 0.010	0.010 0.005
1	6.314	12.706	31.821	63.657
2	2.920	4.303	6.965	9.925
3	2.353	3.182	4.541	5.841
4	2.132	2.776	3.747	4.604
5	2.015	2.571	3.365	4.032
6	1.943	2.447	3.143	3.707
7	1.895	2.365	2.998	3.499
8	1.860	2.306	2.896	3.355
9	1.833	2.262	2.821	3.250
10	1.812	2.228	2.764	3.169
11	1.796	2.201	2.718	3.106
12	1.782	2.179	2.681	3.055
13	1.771	2.160	2.650	3.012
14	1.761	2.145	2.624	2.977
15	1.753	2.131	2.602	2.947
16	1.746	2.120	2.583	2.921
17	1.740	2.110	2.567	2.898
18	1.734	2.101	2.552	2.878
19	1.729	2.093	2.539	2.861
20	1.725	2.086	2.528	2.845
22	1.717	2.074	2.508	2.819
24	1.711	2.064	2.492	2.797
26	1.706	2.056	2.479	2.779
28	1.701	2.048	2.467	2.763
30	1.697	2.042	2.457	2.750
35	1.690	2.030	2.438	2.724
40	1.684	2.021	2.423	2.704
50	1.676	2.009	2.403	2.678
60	1.671	2.000	2.390	2.660
120	1.658	1.980	2.358	2.617
∞	1.645	1.960	2.326	2.576

Excel 中の TINV 関数を用いて算出した。

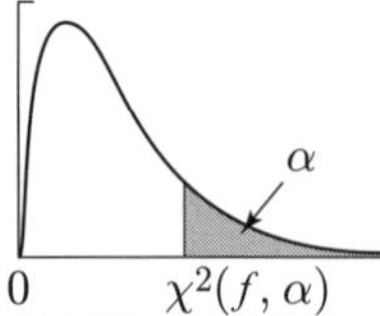

〈表 3　χ^2分布〉

自由度＼α	.995	.990	.975	.950	.900	.750
1	$.0^4 3927$	$.0^3 1571$	$.0^3 9821$	$.0^2 3932$	.01579	.1015
2	.01003	.02010	.05064	.1026	.2107	.5754
3	.07172	.1148	.2158	.3518	.5844	1.213
4	.2070	.2971	.4844	.7107	1.064	1.923
5	.4117	.5543	.8312	1.145	1.610	2.675
6	.6757	.8721	1.237	1.635	2.204	3.455
7	.9893	1.239	1.690	2.167	2.833	4.255
8	1.344	1.646	2.180	2.733	3.490	5.071
9	1.735	2.088	2.700	3.325	4.168	5.899
10	2.156	2.558	3.247	3.940	4.865	6.737
11	2.603	3.053	3.816	4.575	5.578	7.584
12	3.074	3.571	4.404	5.226	6.304	8.438
13	3.565	4.107	5.009	5.892	7.042	9.299
14	4.075	4.660	5.629	6.571	7.790	10.17
15	4.601	5.229	6.262	7.261	8.547	11.04
16	5.142	5.812	6.908	7.962	9.312	11.91
17	5.697	6.408	7.564	8.672	10.09	12.79
18	6.265	7.015	8.231	9.390	10.86	13.68
19	6.844	7.633	8.907	10.12	11.65	14.56
20	7.434	8.260	9.591	10.85	12.44	15.45
21	8.034	8.897	10.28	11.59	13.24	16.34
22	8.643	9.542	10.98	12.34	14.04	17.24
23	9.260	10.20	11.69	13.09	14.85	18.14
24	9.886	10.86	12.40	13.85	15.66	19.04
25	10.52	11.52	13.12	14.61	16.47	19.94
26	11.16	12.20	13.84	15.38	17.29	20.84
27	11.81	12.88	14.57	16.15	18.11	21.75
28	12.46	13.56	15.31	16.93	18.94	22.66
29	13.12	14.26	16.05	17.71	19.77	23.57
30	13.79	14.95	16.79	18.49	20.60	24.48
31	14.46	15.66	17.54	19.28	21.43	25.39
32	15.13	16.36	18.29	20.07	22.27	26.30
33	15.82	17.07	19.05	20.87	23.11	27.22
34	16.50	17.79	19.81	21.66	23.95	28.14
35	17.19	18.51	20.57	22.47	24.80	29.05
36	17.89	19.23	21.34	23.27	25.64	29.97
37	18.59	19.96	22.11	24.07	26.49	30.89
38	19.29	20.69	22.88	24.88	27.34	31.81
39	20.00	21.43	23.65	25.70	28.20	32.74
40	20.71	22.16	24.43	26.51	29.05	33.66
50	27.99	29.71	32.36	34.76	37.69	42.94
60	35.53	37.48	40.48	43.19	46.46	52.29
70	43.28	45.44	48.76	51.74	55.33	61.70
80	51.17	53.54	57.15	60.39	64.28	71.14
90	59.20	61.75	65.65	69.13	73.29	80.62
100	67.33	70.06	74.22	77.93	82.36	90.13
110	75.55	78.46	82.87	86.79	91.47	99.67
120	83.85	86.92	91.51	95.70	100.6	109.2
130	92.22	95.45	100.3	104.7	109.8	118.8
140	100.7	104.0	109.1	113.7	119.0	128.4
150	109.1	112.7	118.0	122.7	128.3	138.0
160	117.7	121.3	126.9	131.8	137.5	147.6
170	126.3	130.1	135.8	140.8	146.8	157.2
180	134.9	138.8	144.7	150.0	156.2	166.9
190	143.5	147.6	153.7	159.1	165.5	176.5
200	152.2	156.4	162.7	168.3	174.8	186.2

.500	.250	.100	.050	.025	.010	.005	α / 自由度
.4549	1.323	2.706	3.841	5.024	6.635	7.879	1
1.386	2.773	4.605	5.991	7.378	9.210	10.60	2
2.366	4.108	6.251	7.815	9.348	11.34	12.84	3
3.357	5.385	7.779	9.488	11.14	13.28	14.86	4
4.351	6.626	9.236	11.07	12.83	15.09	16.75	5
5.348	7.841	10.64	12.59	14.45	16.81	18.55	6
6.346	9.037	12.02	14.07	16.01	18.48	20.28	7
7.344	10.22	13.36	15.51	17.53	20.09	21.95	8
8.343	11.39	14.68	16.92	19.02	21.67	23.59	9
9.342	12.55	15.99	18.31	20.48	23.21	25.19	10
10.34	13.70	17.28	19.68	21.92	24.72	26.76	11
11.34	14.85	18.55	21.03	23.34	26.22	28.30	12
12.34	15.98	19.81	22.36	24.74	27.69	29.82	13
13.34	17.12	21.06	23.68	26.12	29.14	31.32	14
14.34	18.25	22.31	25.00	27.49	30.58	32.80	15
15.34	19.37	23.54	26.30	28.85	32.00	34.27	16
16.34	20.49	24.77	27.59	30.19	33.41	35.72	17
17.34	21.60	25.99	28.87	31.53	34.81	37.16	18
18.34	22.72	27.20	30.14	32.85	36.19	38.58	19
19.34	23.83	28.41	31.41	34.17	37.57	40.00	20
20.34	24.93	29.62	32.67	35.48	38.93	41.40	21
21.34	26.04	30.81	33.92	36.78	40.29	42.80	22
22.34	27.14	32.01	35.17	38.08	41.64	44.18	23
23.34	28.24	33.20	36.42	39.36	42.98	45.56	24
24.34	29.34	34.38	37.65	40.65	44.31	46.93	25
25.34	30.43	35.56	38.89	41.92	45.64	48.29	26
26.34	31.53	36.74	40.11	43.19	46.96	49.64	27
27.34	32.62	37.92	41.34	44.46	48.28	50.99	28
28.34	33.71	39.09	42.56	45.72	49.59	52.34	29
29.34	34.80	40.26	43.77	46.98	50.89	53.67	30
30.34	35.89	41.42	44.99	48.23	52.19	55.00	31
31.34	36.97	42.58	46.19	49.48	53.45	56.33	32
32.34	38.06	43.75	47.40	50.73	54.78	57.65	33
33.34	39.14	44.90	48.60	51.97	56.06	58.96	34
34.34	40.22	46.06	49.80	53.20	57.34	60.37	35
35.34	41.30	47.21	51.00	54.44	58.62	61.58	36
36.34	42.38	48.36	52.19	55.67	59.89	62.88	37
37.34	43.46	49.51	53.38	56.90	61.16	64.18	38
38.34	44.54	50.66	54.57	58.12	62.43	65.48	39
39.34	45.62	51.81	55.76	59.34	63.69	66.77	40
49.33	56.33	63.17	67.50	71.42	76.15	79.49	50
59.33	66.98	74.40	79.08	83.30	88.38	91.95	60
69.33	77.58	85.53	90.53	95.02	100.4	104.2	70
79.33	88.13	96.58	101.9	106.6	112.3	116.3	80
89.33	98.65	107.6	113.1	118.1	124.1	128.3	90
99.33	109.1	118.5	124.3	129.6	135.8	140.2	100
109.3	119.6	129.4	135.5	140.9	147.4	151.9	110
119.3	130.1	140.2	146.6	152.2	159.0	163.6	120
129.3	140.5	151.0	157.6	163.5	170.4	175.3	130
139.3	150.9	161.8	168.6	174.6	181.8	186.8	140
149.3	161.3	172.6	179.6	185.8	193.2	198.4	150
159.3	171.7	183.3	190.5	196.9	204.5	209.8	160
169.3	182.0	194.0	201.4	208.0	215.8	221.2	170
179.3	192.4	204.7	212.3	219.0	227.1	232.6	180
189.3	202.8	215.4	223.2	230.1	238.3	244.0	190
199.3	213.1	226.0	234.0	241.1	249.4	255.3	200

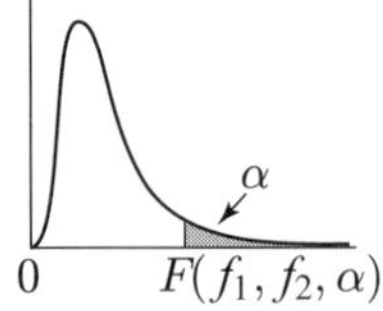

〈表 4　F分布 ($\alpha = 0.05$)〉

自由度 2 ＼ 自由度 1	1	2	3	4	5	6	7	8	9
1	161.448	199.500	215.707	224.583	230.162	233.986	236.768	238.883	240.543
2	18.513	19.000	19.164	19.247	19.296	19.330	19.353	19.371	19.385
3	10.128	9.552	9.277	9.117	9.013	8.941	8.887	8.845	8.812
4	7.709	6.944	6.591	6.388	6.256	6.163	6.094	6.041	5.999
5	6.608	5.786	5.409	5.192	5.050	4.950	4.876	4.818	4.772
6	5.987	5.143	4.757	4.534	4.387	4.284	4.207	4.147	4.099
7	5.591	4.737	4.347	4.120	3.972	3.866	3.787	3.726	3.677
8	5.318	4.459	4.066	3.838	3.687	3.581	3.500	3.438	3.388
9	5.117	4.256	3.863	3.633	3.482	3.374	3.293	3.230	3.179
10	4.965	4.103	3.708	3.478	3.326	3.217	3.135	3.072	3.020
11	4.844	3.982	3.587	3.357	3.204	3.095	3.012	2.948	2.896
12	4.747	3.885	3.490	3.259	3.106	2.996	2.913	2.849	2.796
13	4.667	3.806	3.411	3.179	3.025	2.915	2.832	2.767	2.714
14	4.600	3.739	3.344	3.112	2.958	2.848	2.764	2.699	2.646
15	4.543	3.682	3.287	3.056	2.901	2.790	2.707	2.641	2.588
16	4.494	3.634	3.239	3.007	2.852	2.741	2.657	2.591	2.538
17	4.451	3.592	3.197	2.965	2.810	2.699	2.614	2.548	2.494
18	4.414	3.555	3.160	2.928	2.773	2.661	2.577	2.510	2.456
19	4.381	3.522	3.127	2.895	2.740	2.628	2.544	2.477	2.423
20	4.351	3.493	3.098	2.866	2.711	2.599	2.514	2.447	2.393
21	4.325	3.467	3.072	2.840	2.685	2.573	2.488	2.420	2.366
22	4.301	3.443	3.049	2.817	2.661	2.549	2.464	2.397	2.342
23	4.279	3.422	3.028	2.796	2.640	2.528	2.442	2.375	2.320
24	4.260	3.403	3.009	2.776	2.621	2.508	2.423	2.355	2.300
25	4.242	3.385	2.991	2.759	2.603	2.490	2.405	2.337	2.282
26	4.225	3.369	2.975	2.743	2.587	2.474	2.388	2.321	2.265
27	4.210	3.354	2.960	2.728	2.572	2.459	2.373	2.305	2.250
28	4.196	3.340	2.947	2.714	2.558	2.445	2.359	2.291	2.236
29	4.183	3.328	2.934	2.701	2.545	2.432	2.346	2.278	2.223
30	4.171	3.316	2.922	2.690	2.534	2.421	2.334	2.266	2.211
31	4.160	3.305	2.911	2.679	2.523	2.409	2.323	2.255	2.199
32	4.149	3.295	2.901	2.668	2.512	2.399	2.313	2.244	2.189
33	4.139	3.285	2.892	2.659	2.503	2.389	2.303	2.235	2.179
34	4.130	3.276	2.883	2.650	2.494	2.380	2.294	2.225	2.170
35	4.121	3.267	2.874	2.641	2.485	2.372	2.285	2.217	2.161
36	4.113	3.259	2.866	2.634	2.477	2.364	2.277	2.209	2.153
37	4.105	3.252	2.859	2.626	2.470	2.356	2.270	2.201	2.145
38	4.098	3.245	2.852	2.619	2.463	2.349	2.262	2.194	2.138
39	4.091	3.238	2.845	2.612	2.456	2.342	2.255	2.187	2.131
40	4.085	3.232	2.839	2.606	2.449	2.336	2.249	2.180	2.124
41	4.079	3.226	2.833	2.600	2.443	2.330	2.243	2.174	2.118
42	4.073	3.220	2.827	2.594	2.438	2.324	2.237	2.168	2.112
43	4.067	3.214	2.822	2.589	2.432	2.318	2.232	2.163	2.106
44	4.062	3.209	2.816	2.584	2.427	2.313	2.226	2.157	2.101
45	4.057	3.204	2.812	2.579	2.422	2.308	2.221	2.152	2.096
46	4.052	3.200	2.807	2.574	2.417	2.304	2.216	2.147	2.091
47	4.047	3.195	2.802	2.570	2.413	2.299	2.212	2.143	2.086
48	4.043	3.191	2.798	2.565	2.409	2.295	2.207	2.138	2.082
49	4.038	3.187	2.794	2.561	2.404	2.290	2.203	2.134	2.077
50	4.034	3.183	2.790	2.557	2.400	2.286	2.199	2.130	2.073
60	4.001	3.150	2.758	2.525	2.368	2.254	2.167	2.097	2.040
80	3.960	3.111	2.719	2.486	2.329	2.214	2.126	2.056	1.999
120	3.920	3.072	2.680	2.447	2.290	2.175	2.087	2.016	1.959
240	3.880	3.033	2.642	2.409	2.252	2.136	2.048	1.977	1.919
∞	3.841	2.996	2.605	2.372	2.214	2.099	2.010	1.938	1.880

10	12	15	20	24	30	40	60	120	∞	自由度1 / 自由度2
241.882	243.906	245.950	248.013	249.052	250.095	251.143	252.196	253.253	254.314	1
19.396	19.413	19.429	19.446	19.454	19.462	19.471	19.479	19.487	19.496	2
8.786	8.745	8.703	8.660	8.639	8.617	8.594	8.572	8.549	8.526	3
5.964	5.912	5.858	5.803	5.774	5.746	5.717	5.688	5.658	5.628	4
4.735	4.678	4.619	4.558	4.527	4.496	4.464	4.431	4.398	4.365	5
4.060	4.000	3.938	3.874	3.841	3.808	3.774	3.740	3.705	3.669	6
3.637	3.575	3.511	3.445	3.410	3.376	3.340	3.304	3.267	3.230	7
3.347	3.284	3.218	3.150	3.115	3.079	3.043	3.005	2.967	2.928	8
3.137	3.073	3.006	2.936	2.900	2.864	2.826	2.787	2.748	2.707	9
2.978	2.913	2.845	2.774	2.737	2.700	2.661	2.621	2.580	2.538	10
2.854	2.788	2.719	2.646	2.609	2.570	2.531	2.490	2.448	2.404	11
2.753	2.687	2.617	2.544	2.505	2.466	2.426	2.384	2.341	2.296	12
2.671	2.604	2.533	2.459	2.420	2.380	2.339	2.297	2.252	2.206	13
2.602	2.534	2.463	2.388	2.349	2.308	2.266	2.223	2.178	2.131	14
2.544	2.475	2.403	2.328	2.288	2.247	2.204	2.160	2.114	2.066	15
2.494	2.425	2.352	2.276	2.235	2.194	2.151	2.106	2.059	2.010	16
2.450	2.381	2.308	2.230	2.190	2.148	2.104	2.058	2.011	1.960	17
2.412	2.342	2.269	2.191	2.150	2.107	2.063	2.017	1.968	1.917	18
2.378	2.308	2.234	2.155	2.114	2.071	2.026	1.980	1.930	1.878	19
2.348	2.278	2.203	2.124	2.082	2.039	1.994	1.946	1.896	1.843	20
2.321	2.250	2.176	2.096	2.054	2.010	1.965	1.916	1.866	1.812	21
2.297	2.226	2.151	2.071	2.028	1.984	1.938	1.889	1.838	1.783	22
2.275	2.204	2.128	2.048	2.005	1.961	1.914	1.865	1.813	1.757	23
2.255	2.183	2.108	2.027	1.984	1.939	1.892	1.842	1.790	1.733	24
2.236	2.165	2.089	2.007	1.964	1.919	1.872	1.822	1.768	1.711	25
2.220	2.148	2.072	1.990	1.946	1.901	1.853	1.803	1.749	1.691	26
2.204	2.132	2.056	1.974	1.930	1.884	1.836	1.785	1.731	1.672	27
2.190	2.118	2.041	1.959	1.915	1.869	1.820	1.769	1.714	1.654	28
2.177	2.104	2.027	1.945	1.901	1.854	1.806	1.754	1.698	1.638	29
2.165	2.092	2.015	1.932	1.887	1.841	1.792	1.740	1.683	1.622	30
2.153	2.080	2.003	1.920	1.875	1.828	1.779	1.726	1.670	1.608	31
2.142	2.070	1.992	1.908	1.864	1.817	1.767	1.714	1.657	1.594	32
2.133	2.060	1.982	1.898	1.853	1.806	1.756	1.702	1.645	1.581	33
2.123	2.050	1.972	1.888	1.843	1.795	1.745	1.691	1.633	1.569	34
2.114	2.041	1.963	1.878	1.833	1.786	1.735	1.681	1.623	1.558	35
2.106	2.033	1.954	1.870	1.824	1.776	1.726	1.671	1.612	1.547	36
2.098	2.025	1.946	1.861	1.816	1.768	1.717	1.662	1.603	1.537	37
2.091	2.017	1.939	1.853	1.808	1.760	1.708	1.653	1.594	1.527	38
2.084	2.010	1.931	1.846	1.800	1.752	1.700	1.645	1.585	1.518	39
2.077	2.003	1.924	1.839	1.793	1.744	1.693	1.637	1.577	1.509	40
2.071	1.997	1.918	1.832	1.786	1.737	1.686	1.630	1.569	1.500	41
2.065	1.991	1.912	1.826	1.780	1.731	1.619	1.623	1.561	1.492	42
2.059	1.985	1.906	1.820	1.773	1.724	1.672	1.616	1.554	1.485	43
2.054	1.980	1.900	1.814	1.767	1.718	1.666	1.609	1.547	1.477	44
2.049	1.974	1.895	1.808	1.762	1.713	1.660	1.603	1.541	1.470	45
2.044	1.969	1.890	1.803	1.756	1.707	1.654	1.597	1.534	1.463	46
2.039	1.965	1.885	1.798	1.751	1.702	1.649	1.591	1.528	1.457	47
2.035	1.960	1.880	1.793	1.746	1.697	1.644	1.586	1.522	1.450	48
2.030	1.956	1.876	1.789	1.742	1.692	1.639	1.581	1.517	1.444	49
2.026	1.952	1.871	1.784	1.737	1.687	1.634	1.576	1.511	1.438	50
1.993	1.917	1.836	1.748	1.700	1.649	1.594	1.534	1.467	1.389	60
1.951	1.875	1.793	1.703	1.654	1.602	1.545	1.482	1.411	1.325	80
1.910	1.834	1.750	1.659	1.608	1.554	1.495	1.429	1.352	1.254	120
1.870	1.793	1.708	1.614	1.563	1.507	1.445	1.375	1.290	1.170	240
1.831	1.752	1.666	1.571	1.517	1.459	1.394	1.318	1.221	1.000	∞

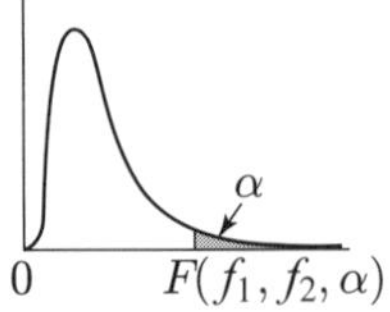

〈表 5　F分布 ($\alpha = 0.025$)〉

自由度 2 \ 自由度 1	1	2	3	4	5	6	7	8	9
1	647.789	799.500	864.163	899.583	921.848	937.111	948.217	956.656	963.285
2	38.506	39.000	39.165	39.248	39.298	39.331	39.355	39.373	39.387
3	17.443	16.044	15.439	15.101	14.885	14.735	14.624	14.540	14.473
4	12.218	10.649	9.979	9.605	9.364	9.197	9.074	8.980	8.905
5	10.007	8.434	7.764	7.388	7.146	6.978	6.853	6.757	6.681
6	8.813	7.260	6.599	6.227	5.988	5.820	5.695	5.600	5.523
7	8.073	6.542	5.890	5.523	5.285	5.119	4.995	4.899	4.823
8	7.571	6.059	5.416	5.053	4.817	4.652	4.529	4.433	4.357
9	7.209	5.715	5.078	4.718	4.484	4.320	4.197	4.102	4.026
10	6.937	5.456	4.826	4.468	4.236	4.072	3.950	3.855	3.779
11	6.724	5.256	4.630	4.275	4.044	3.881	3.759	3.664	3.588
12	6.554	5.096	4.474	4.121	3.891	3.728	3.607	3.512	3.436
13	6.414	4.965	4.347	3.996	3.767	3.604	3.483	3.388	3.312
14	6.298	4.857	4.242	3.892	3.663	3.501	3.380	3.285	3.209
15	6.200	4.765	4.153	3.804	3.576	3.415	3.293	3.199	3.123
16	6.115	4.687	4.077	3.729	3.502	3.341	3.219	3.125	3.049
17	6.042	4.619	4.011	3.665	3.438	3.277	3.156	3.061	2.985
18	5.978	4.560	3.954	3.608	3.382	3.221	3.100	3.005	2.929
19	5.922	4.508	3.903	3.559	3.333	3.172	3.051	2.956	2.880
20	5.871	4.461	3.859	3.515	3.289	3.128	3.007	2.913	2.837
21	5.827	4.420	3.819	3.475	3.250	3.090	2.969	2.874	2.798
22	5.786	4.383	3.783	3.440	3.215	3.055	2.934	2.839	2.763
23	5.750	4.349	3.750	3.408	3.183	3.023	2.902	2.808	2.731
24	5.717	4.319	3.721	3.379	3.155	2.995	2.874	2.779	2.703
25	5.686	4.291	3.694	3.353	3.129	2.969	2.848	2.753	2.677
26	5.659	4.265	3.670	3.329	3.105	2.945	2.824	2.729	2.653
27	5.633	4.242	3.647	3.307	3.083	2.923	2.802	2.707	2.631
28	5.610	4.221	3.626	3.286	3.063	2.903	2.782	2.687	2.611
29	5.588	4.201	3.607	3.267	3.044	2.884	2.763	2.669	2.592
30	5.568	4.182	3.589	3.250	3.026	2.867	2.746	2.651	2.575
31	5.549	4.165	3.573	3.234	3.010	2.851	2.730	2.635	2.558
32	5.531	4.149	3.557	3.218	2.995	2.836	2.715	2.620	2.543
33	5.515	4.134	3.543	3.204	2.981	2.822	2.701	2.606	2.529
34	5.499	4.120	3.529	3.191	2.968	2.808	2.688	2.593	2.516
35	5.485	4.106	3.517	3.179	2.956	2.796	2.676	2.581	2.504
36	5.471	4.094	3.505	3.167	2.944	2.785	2.664	2.569	2.492
37	5.458	4.082	3.493	3.156	2.933	2.774	2.653	2.558	2.481
38	5.446	4.071	3.483	3.145	2.923	2.763	2.643	2.548	2.471
39	5.435	4.061	3.473	3.135	2.913	2.754	2.633	2.538	2.461
40	5.424	4.051	3.463	3.126	2.904	2.744	2.624	2.529	2.452
41	5.414	4.042	3.454	3.117	2.895	2.736	2.615	2.520	2.443
42	5.404	4.033	3.446	3.109	2.887	2.727	2.607	2.512	2.435
43	5.395	4.024	3.438	3.101	2.879	2.719	2.599	2.504	2.427
44	5.386	4.016	3.430	3.093	2.871	2.712	2.591	2.496	2.419
45	5.377	4.009	3.422	3.086	2.864	2.705	2.584	2.489	2.412
46	5.369	4.001	3.415	3.079	2.857	2.698	2.577	2.482	2.405
47	5.361	3.994	3.409	3.073	2.851	2.691	2.571	2.476	2.399
48	5.354	3.987	3.402	3.066	2.844	2.685	2.565	2.470	2.393
49	5.347	3.981	3.396	3.060	2.838	2.679	2.559	2.464	2.387
50	5.340	3.975	3.390	3.054	2.833	2.674	2.553	2.458	2.381
60	5.286	3.925	3.343	3.008	2.786	2.627	2.507	2.412	2.334
80	5.218	3.864	3.284	2.950	2.730	2.571	2.450	2.355	2.277
120	5.152	3.805	3.227	2.894	2.674	2.515	2.395	2.299	2.222
240	5.088	3.746	3.171	2.839	2.620	2.461	2.341	2.245	2.167
∞	5.024	3.689	3.116	2.786	2.567	2.408	2.288	2.192	2.114

10	12	15	20	24	30	40	60	120	∞	自由度1 / 自由度2
968.627	976.708	984.867	993.103	997.249	1001.414	1005.598	1009.800	1014.020	1018.258	1
39.398	39.415	39.431	39.448	39.456	39.465	39.473	39.481	39.490	39.498	2
14.419	14.337	14.253	14.167	14.124	14.081	14.037	13.992	13.947	13.902	3
8.844	8.751	8.657	8.560	8.511	8.461	8.411	8.360	8.309	8.257	4
6.619	6.525	6.428	6.329	6.278	6.227	6.175	6.123	6.069	6.015	5
5.461	5.366	5.269	5.168	5.117	5.065	5.012	4.959	4.904	4.849	6
4.761	4.666	4.568	4.467	4.415	4.362	4.309	4.254	4.199	4.142	7
4.295	4.200	4.101	3.999	3.947	3.894	3.840	3.784	3.728	3.670	8
3.964	3.868	3.769	3.667	3.614	3.560	3.505	3.449	3.392	3.333	9
3.717	3.621	3.522	3.419	3.365	3.311	3.255	3.198	3.140	3.080	10
3.526	3.430	3.330	3.226	3.173	3.118	3.061	3.004	2.944	2.883	11
3.374	3.277	3.177	3.073	3.019	2.963	2.906	2.848	2.787	2.725	12
3.250	3.153	3.053	2.948	2.893	2.837	2.780	2.720	2.659	2.595	13
3.147	3.050	2.949	2.844	2.789	2.732	2.674	2.614	2.552	2.487	14
3.060	2.963	2.862	2.756	2.701	2.644	2.585	2.524	2.461	2.395	15
2.986	2.889	2.788	2.681	2.625	2.568	2.509	2.447	2.383	2.316	16
2.922	2.825	2.723	2.616	2.560	2.502	2.442	2.380	2.315	2.247	17
2.866	2.769	2.667	2.559	2.503	2.445	2.384	2.321	2.256	2.187	18
2.817	2.720	2.617	2.509	2.452	2.394	2.333	2.270	2.203	2.133	19
2.774	2.676	2.573	2.464	2.408	2.349	2.287	2.223	2.156	2.085	20
2.735	2.637	2.534	2.425	2.368	2.308	2.246	2.182	2.114	2.042	21
2.700	2.602	2.498	2.389	2.331	2.272	2.210	2.145	2.076	2.003	22
2.668	2.570	2.466	2.357	2.299	2.239	2.176	2.111	2.041	1.968	23
2.640	2.541	2.437	2.327	2.269	2.209	2.146	2.080	2.010	1.935	24
2.613	2.515	2.411	2.300	2.242	2.182	2.118	2.052	1.981	1.906	25
2.590	2.491	2.387	2.276	2.217	2.157	2.093	2.026	1.954	1.878	26
2.568	2.469	2.364	2.253	2.195	2.133	2.069	2.002	1.930	1.853	27
2.547	2.448	2.344	2.232	2.174	2.112	2.048	1.980	1.907	1.829	28
2.529	2.430	2.325	2.213	2.154	2.092	2.028	1.959	1.886	1.807	29
2.511	2.412	2.307	2.195	2.136	2.074	2.009	1.940	1.866	1.787	30
2.495	2.396	2.291	2.178	2.119	2.057	1.991	1.922	1.848	1.768	31
2.480	2.381	2.275	2.163	2.103	2.041	1.975	1.905	1.831	1.750	32
2.466	2.366	2.261	2.148	2.088	2.026	1.960	1.890	1.815	1.733	33
2.453	2.353	2.248	2.135	2.075	2.012	1.946	1.875	1.799	1.717	34
2.440	2.341	2.235	2.122	2.062	1.999	1.932	1.861	1.785	1.702	35
2.429	2.329	2.223	2.110	2.049	1.986	1.919	1.848	1.772	1.687	36
2.418	2.318	2.212	2.098	2.038	1.974	1.907	1.836	1.759	1.674	37
2.407	2.307	2.201	2.088	2.027	1.963	1.896	1.824	1.747	1.661	38
2.397	2.298	2.191	2.077	2.017	1.953	1.885	1.813	1.735	1.649	39
2.388	2.288	2.182	2.068	2.007	1.943	1.875	1.803	1.724	1.637	40
2.379	2.279	2.173	2.059	1.998	1.933	1.866	1.793	1.714	1.626	41
2.371	2.271	2.164	2.050	1.989	1.924	1.856	1.783	1.704	1.615	42
2.363	2.263	2.156	2.042	1.980	1.916	1.848	1.774	1.694	1.605	43
2.355	2.255	2.149	2.034	1.972	1.908	1.839	1.766	1.685	1.596	44
2.348	2.248	2.141	2.026	1.965	1.900	1.831	1.757	1.677	1.586	45
2.341	2.241	2.134	2.019	1.957	1.893	1.824	1.750	1.668	1.578	46
2.335	2.234	2.127	2.012	1.951	1.885	1.816	1.742	1.661	1.569	47
2.329	2.228	2.121	2.006	1.944	1.879	1.809	1.735	1.653	1.561	48
2.323	2.222	2.115	1.999	1.937	1.872	1.803	1.728	1.646	1.553	49
2.317	2.216	2.109	1.993	1.931	1.866	1.796	1.721	1.639	1.545	50
2.270	2.169	2.061	1.944	1.882	1.815	1.744	1.667	1.581	1.482	60
2.213	2.111	2.003	1.884	1.820	1.752	1.679	1.599	1.508	1.400	80
2.157	2.055	1.945	1.825	1.760	1.690	1.614	1.530	1.433	1.310	120
2.102	1.999	1.888	1.766	1.700	1.628	1.549	1.460	1.354	1.206	240
2.048	1.945	1.833	1.708	1.640	1.566	1.484	1.388	1.268	1.000	∞

〈表 6　F分布 ($\alpha = 0.01$)〉

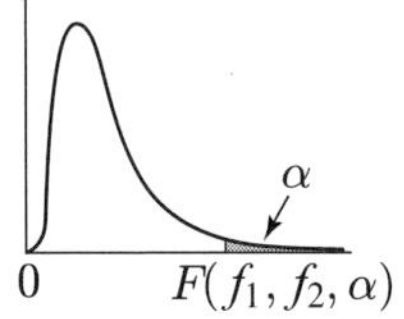

自由度 2 ＼ 自由度 1	1	2	3	4	5	6	7	8	9
1	4052.181	4999.500	5403.352	5624.583	5763.650	5858.986	5928.356	5981.070	6022.473
2	98.503	99.000	99.166	99.249	99.299	99.333	99.356	99.374	99.388
3	34.116	30.817	29.457	28.710	28.237	27.911	27.672	27.489	27.345
4	21.198	18.000	16.694	15.977	15.522	15.207	14.976	14.799	14.659
5	16.258	13.274	12.060	11.392	10.967	10.612	10.456	10.289	10.158
6	13.745	10.925	9.780	9.148	8.746	8.466	8.260	8.102	7.976
7	12.246	9.547	8.451	7.847	7.460	7.191	6.993	6.840	6.719
8	11.259	8.649	7.591	7.006	6.632	6.371	6.178	6.029	5.911
9	10.561	8.022	6.992	6.422	6.057	5.802	5.613	5.467	5.351
10	10.044	7.559	6.552	5.994	5.636	5.386	5.200	5.057	4.942
11	9.646	7.206	6.217	5.668	5.316	5.069	4.886	4.744	4.632
12	9.330	6.927	5.953	5.412	5.064	4.821	4.640	4.499	4.388
13	9.074	6.701	5.739	5.205	4.862	4.620	4.441	4.302	4.191
14	8.862	6.515	5.564	5.035	4.695	4.456	4.278	4.140	4.030
15	8.683	6.359	5.417	4.893	4.556	4.318	4.142	4.004	3.895
16	8.531	6.226	5.292	4.773	4.437	4.202	4.026	3.890	3.780
17	8.400	6.112	5.185	4.669	4.336	4.102	3.927	3.791	3.682
18	8.285	6.013	5.092	4.579	4.248	4.015	3.841	3.705	3.597
19	8.185	5.926	5.010	4.500	4.171	3.939	3.765	3.631	3.523
20	8.096	5.849	4.938	4.431	4.103	3.871	3.699	3.564	3.457
21	8.017	5.780	4.874	4.369	4.042	3.812	3.640	3.506	3.398
22	7.945	5.719	4.817	4.313	3.988	3.758	3.587	3.453	3.346
23	7.881	5.664	4.765	4.264	3.939	3.710	3.539	3.406	3.299
24	7.823	5.614	4.718	4.218	3.895	3.667	3.496	3.363	3.256
25	7.770	5.568	4.675	4.177	3.855	3.627	3.457	3.324	3.217
26	7.721	5.526	4.637	4.140	3.818	3.591	3.421	3.288	3.182
27	7.677	5.488	4.601	4.106	3.785	3.558	3.388	3.256	3.149
28	7.636	5.453	4.568	4.074	3.754	3.528	3.358	3.226	3.120
29	7.598	5.420	4.538	4.045	3.725	3.499	3.330	3.198	3.092
30	7.562	5.390	4.510	4.018	3.699	3.473	3.304	3.173	3.067
31	7.530	5.362	4.484	3.993	3.675	3.449	3.281	3.149	3.043
32	7.499	5.336	4.459	3.969	3.652	3.427	3.258	3.127	3.021
33	7.471	5.312	4.437	3.948	3.630	3.406	3.238	3.106	3.000
34	7.444	5.289	4.416	3.927	3.611	3.386	3.218	3.087	2.981
35	7.419	5.268	4.396	3.908	3.592	3.368	3.200	3.069	2.963
36	7.396	5.248	4.377	3.890	3.574	3.351	3.183	3.052	2.946
37	7.373	5.229	4.360	3.873	3.558	3.334	3.167	3.036	2.930
38	7.353	5.211	4.343	3.858	3.542	3.319	3.152	3.021	2.915
39	7.333	5.194	4.327	3.843	3.528	3.305	3.137	3.006	2.901
40	7.314	5.179	4.313	3.828	3.514	3.291	3.124	2.993	2.888
41	7.296	5.163	4.299	3.815	3.501	3.278	3.111	2.980	2.875
42	7.280	5.149	4.285	3.802	3.488	3.266	3.099	2.968	2.863
43	7.264	5.136	4.273	3.790	3.476	3.254	3.087	2.957	2.851
44	7.248	5.123	4.261	3.778	3.465	3.243	3.076	2.946	2.840
45	7.234	5.110	4.249	3.767	3.454	3.232	3.066	2.935	2.830
46	7.220	5.099	4.238	3.757	3.444	3.222	3.056	2.925	2.820
47	7.207	5.087	4.228	3.747	3.434	3.213	3.046	2.916	2.811
48	7.194	5.077	4.218	3.737	3.425	3.204	3.037	2.907	2.802
49	7.182	5.066	4.208	3.728	3.416	3.195	3.028	2.898	2.793
50	7.171	5.057	4.199	3.720	3.408	3.186	3.020	2.890	2.785
60	7.077	4.977	4.126	3.649	3.339	3.119	2.953	2.823	2.718
80	6.963	4.881	4.036	3.563	3.255	3.036	2.871	2.742	2.637
120	6.851	4.787	3.949	3.480	3.174	2.956	2.792	2.663	2.559
240	6.742	4.695	3.864	3.398	3.094	2.878	2.714	2.586	2.482
∞	6.635	4.605	3.782	3.319	3.017	2.802	2.639	2.511	2.407

10	12	15	20	24	30	40	60	120	∞	自由度1 / 自由度2
6055.847	6106.321	6157.285	6208.730	6234.631	6260.649	6286.782	6313.030	6339.391	6365.864	1
99.399	99.416	99.433	99.449	99.458	99.466	99.474	99.482	99.491	99.499	2
27.229	27.052	26.872	26.690	26.598	26.505	26.411	26.316	26.221	26.125	3
14.546	14.374	14.198	14.020	13.929	13.838	13.745	13.652	13.558	13.463	4
10.051	9.888	9.722	9.553	9.466	9.379	9.291	9.202	9.112	9.020	5
7.874	7.718	7.559	7.396	7.313	7.229	7.143	7.057	6.969	6.880	6
6.620	6.469	6.314	6.155	6.074	5.992	5.908	5.824	5.737	5.650	7
5.814	5.667	5.515	5.359	5.279	5.198	5.116	5.032	4.946	4.859	8
5.257	5.111	4.962	4.808	4.729	4.649	4.567	4.483	4.398	4.311	9
4.849	4.706	4.558	4.405	4.327	4.247	4.165	4.082	3.996	3.909	10
4.539	4.397	4.251	4.099	4.021	3.941	3.860	3.776	3.690	3.602	11
4.296	4.155	4.010	3.858	3.780	3.701	3.619	3.535	3.449	3.361	12
4.100	3.960	3.815	3.665	3.587	3.507	3.425	3.341	3.255	3.165	13
3.939	3.800	3.656	3.505	3.427	3.348	3.266	3.181	3.094	3.004	14
3.805	3.666	3.522	3.372	3.294	3.214	3.132	3.047	2.959	2.868	15
3.691	3.553	3.409	3.259	3.181	3.101	3.018	2.933	2.845	2.753	16
3.593	3.455	3.312	3.162	3.084	3.003	2.920	2.835	2.746	2.653	17
3.508	3.371	3.227	3.077	2.999	2.919	2.835	2.749	2.660	2.566	18
3.434	3.297	3.153	3.003	2.925	2.844	2.761	2.674	2.584	2.489	19
3.368	3.231	3.088	2.938	2.859	2.778	2.695	2.608	2.517	2.421	20
3.310	3.173	3.030	2.880	2.801	2.720	2.636	2.548	2.457	2.360	21
3.258	3.121	2.978	2.827	2.749	2.667	2.583	2.495	2.403	2.305	22
3.211	3.074	2.931	2.781	2.702	2.620	2.535	2.447	2.354	2.256	23
3.168	3.032	2.889	2.738	2.659	2.577	2.492	2.403	2.310	2.211	24
3.129	2.993	2.850	2.699	2.620	2.538	2.453	2.364	2.270	2.169	25
3.094	2.958	2.815	2.664	2.585	2.503	2.417	2.327	2.233	2.131	26
3.062	2.926	2.783	2.632	2.552	2.470	2.384	2.294	2.198	2.097	27
3.032	2.896	2.753	2.602	2.522	2.440	2.354	2.263	2.167	2.064	28
3.005	2.868	2.726	2.574	2.495	2.412	2.325	2.234	2.138	2.034	29
2.979	2.843	2.700	2.549	2.469	2.386	2.299	2.208	2.111	2.006	30
2.955	2.820	2.677	2.525	2.445	2.362	2.275	2.183	2.086	1.980	31
2.934	2.798	2.655	2.503	2.423	2.340	2.252	2.160	2.062	1.956	32
2.913	2.777	2.634	2.482	2.402	2.319	2.231	2.139	2.040	1.933	33
2.894	2.758	2.615	2.463	2.383	2.299	2.211	2.118	2.019	1.911	34
2.876	2.740	2.597	2.445	2.364	2.281	2.193	2.099	2.000	1.891	35
2.859	2.723	2.580	2.428	2.347	2.263	2.175	2.082	1.981	1.872	36
2.843	2.707	2.564	2.412	2.331	2.247	2.159	2.065	1.964	1.854	37
2.828	2.692	2.549	2.397	2.316	2.232	2.143	2.049	1.947	1.837	38
2.814	2.678	2.535	2.382	2.302	2.217	2.128	2.034	1.932	1.820	39
2.801	2.665	2.522	2.369	2.288	2.203	2.114	2.019	1.917	1.805	40
2.788	2.652	2.509	2.356	2.275	2.190	2.101	2.006	1.903	1.790	41
2.776	2.640	2.497	2.344	2.263	2.178	2.088	1.993	1.890	1.776	42
2.764	2.629	2.485	2.332	2.251	2.166	2.076	1.981	1.877	1.762	43
2.754	2.618	2.475	2.321	2.240	2.155	2.065	1.969	1.865	1.750	44
2.743	2.608	2.464	2.311	2.230	2.144	2.054	1.958	1.853	1.737	45
2.733	2.598	2.454	2.301	2.220	2.134	2.044	1.947	1.842	1.726	46
2.724	2.588	2.445	2.291	2.210	2.124	2.034	1.937	1.832	1.714	47
2.715	2.579	2.436	2.282	2.201	2.115	2.024	1.927	1.822	1.704	48
2.706	2.571	2.427	2.274	2.192	2.106	2.015	1.918	1.812	1.693	49
2.698	2.562	2.419	2.265	2.183	2.098	2.007	1.909	1.803	1.683	50
2.632	2.496	2.352	2.198	2.115	2.028	1.936	1.836	1.726	1.601	60
2.551	2.415	2.271	2.115	2.032	1.944	1.849	1.746	1.630	1.494	80
2.472	2.336	2.192	2.035	1.950	1.860	1.763	1.656	1.533	1.381	120
2.395	2.260	2.114	1.956	1.870	1.778	1.677	1.565	1.432	1.250	240
2.321	2.185	2.039	1.878	1.791	1.696	1.592	1.473	1.325	1.000	∞

〈付表7 ダネットの両側パーセント点 $d(a, \nu_E, \alpha)$〉

α = 0.05	対照群を含めた群数(a)				
自由度	2	3	4	5	6
5	2.571	3.030	3.293	3.476	3.615
6	2.447	2.863	3.099	3.263	3.388
7	2.365	2.752	2.971	3.123	3.238
8	2.306	2.673	2.880	3.023	3.131
9	2.262	2.614	2.812	2.948	3.052
10	2.228	2.568	2.759	2.890	2.990
11	2.201	2.532	2.717	2.845	2.941
12	2.179	2.502	2.683	2.807	2.901
13	2.160	2.478	2.654	2.776	2.868
14	2.145	2.457	2.631	2.750	2.840
15	2.131	2.439	2.610	2.727	2.816
16	2.120	2.424	2.592	2.708	2.795
17	2.110	2.410	2.577	2.691	2.777
18	2.101	2.399	2.563	2.676	2.761
19	2.093	2.388	2.551	2.663	2.747
20	2.086	2.379	2.540	2.651	2.735
21	2.080	2.370	2.531	2.640	2.723
22	2.074	2.363	2.522	2.631	2.713
23	2.069	2.356	2.514	2.622	2.704
24	2.064	2.349	2.507	2.614	2.695
25	2.060	2.344	2.500	2.607	2.688
26	2.056	2.338	2.494	2.600	2.680
27	2.052	2.333	2.488	2.594	2.674
28	2.048	2.329	2.483	2.588	2.668
29	2.045	2.325	2.478	2.583	2.662
30	2.042	2.321	2.474	2.578	2.657
31	2.040	2.317	2.469	2.574	2.652
32	2.037	2.314	2.466	2.569	2.647
33	2.035	2.310	2.462	2.565	2.643
34	2.032	2.307	2.458	2.561	2.639
35	2.030	2.305	2.455	2.558	2.635
36	2.028	2.302	2.452	2.555	2.632
38	2.024	2.297	2.447	2.548	2.625
40	2.021	2.293	2.441	2.543	2.619
42	2.018	2.289	2.437	2.538	2.614
44	2.015	2.285	2.433	2.533	2.609
46	2.013	2.282	2.429	2.529	2.605
48	2.011	2.279	2.426	2.526	2.601
50	2.009	2.276	2.422	2.522	2.597
60	2.000	2.265	2.410	2.508	2.582
80	1.990	2.252	2.394	2.491	2.564
120	1.980	2.238	2.379	2.475	2.547
∞	1.960	2.212	2.349	2.442	2.511

α = 0.01	対照群を含めた群数(a)				
自由度	2	3	4	5	6
5	4.032	4.627	4.975	5.219	5.406
6	3.707	4.212	4.506	4.711	4.869
7	3.499	3.948	4.208	4.389	4.529
8	3.355	3.766	4.002	4.168	4.295
9	3.250	3.633	3.853	4.006	4.124
10	3.169	3.531	3.739	3.883	3.994
11	3.106	3.452	3.649	3.787	3.892
12	3.055	3.387	3.577	3.709	3.811
13	3.012	3.335	3.518	3.646	3.743
14	2.977	3.290	3.468	3.592	3.687
15	2.947	3.253	3.426	3.547	3.639
16	2.921	3.220	3.390	3.508	3.598
17	2.898	3.192	3.359	3.474	3.563
18	2.878	3.168	3.331	3.445	3.531
19	2.861	3.146	3.307	3.419	3.504
20	2.845	3.127	3.285	3.395	3.479
21	2.831	3.109	3.266	3.375	3.457
22	2.819	3.094	3.249	3.356	3.437
23	2.807	3.080	3.233	3.339	3.420
24	2.797	3.067	3.218	3.323	3.403
25	2.787	3.055	3.205	3.309	3.388
26	2.779	3.044	3.193	3.296	3.375
27	2.771	3.034	3.182	3.284	3.362
28	2.763	3.025	3.172	3.273	3.351
29	2.756	3.017	3.162	3.263	3.340
30	2.750	3.009	3.154	3.254	3.330
31	2.744	3.001	3.145	3.245	3.321
32	2.738	2.994	3.138	3.237	3.312
33	2.733	2.988	3.131	3.229	3.304
34	2.728	2.982	3.124	3.222	3.296
35	2.724	2.976	3.118	3.215	3.289
36	2.719	2.971	3.112	3.209	3.282
38	2.712	2.961	3.101	3.197	3.270
40	2.704	2.952	3.091	3.186	3.259
42	2.698	2.945	3.082	3.177	3.249
44	2.692	2.937	3.074	3.168	3.240
46	2.687	2.931	3.067	3.161	3.232
48	2.682	2.925	3.060	3.154	3.224
50	2.678	2.920	3.054	3.147	3.218
60	2.660	2.898	3.030	3.121	3.190
80	2.639	2.871	3.001	3.090	3.157
120	2.617	2.845	2.972	3.059	3.124
∞	2.326	2.558	2.685	2.772	2.837

Dunnett C. W., (1964) New tables for multiple comparisons with a control. *Biometrics*, 20, 482-491.

〈付表8　ウィリアムズの片側パーセント点 $w(a, \nu_E, \alpha)$〉

α = 0.05	対照群を含めた群数(a)				
自由度	2	3	4	5	6
5	2.015	2.142	2.186	2.209	2.223
6	1.943	2.058	2.098	2.119	2.131
7	1.895	2.002	2.039	2.058	2.069
8	1.860	1.962	1.997	2.014	2.024
9	1.833	1.931	1.965	1.981	1.991
10	1.812	1.908	1.940	1.956	1.965
11	1.796	1.899	1.920	1.935	1.944
12	1.782	1.873	1.903	1.918	1.927
13	1.771	1.860	1.890	1.904	1.913
14	1.761	1.849	1.878	1.892	1.901
15	1.753	1.840	1.868	1.882	1.891
16	1.746	1.831	1.860	1.873	1.882
17	1.740	1.824	1.852	1.866	1.874
18	1.734	1.818	1.845	1.859	1.867
19	1.729	1.812	1.840	1.853	1.861
20	1.725	1.807	1.834	1.847	1.855
21	1.721	1.802	1.830	1.843	1.851
22	1.717	1.796	1.825	1.838	1.846
23	1.714	1.794	1.822	1.834	1.842
24	1.711	1.791	1.818	1.830	1.838
25	1.708	1.788	1.815	1.827	1.835
26	1.706	1.785	1.811	1.824	1.831
27	1.703	1.783	1.809	1.822	1.829
28	1.701	1.780	1.806	1.819	1.826
29	1.699	1.778	1.804	1.817	1.824
30	1.697	1.776	1.801	1.814	1.821
31	1.696	1.774	1.799	1.812	1.819
32	1.694	1.772	1.797	1.810	1.817
33	1.692	1.771	1.796	1.808	1.815
34	1.691	1.769	1.794	1.806	1.813
35	1.690	1.767	1.792	1.804	1.811
36	1.688	1.766	1.791	1.803	1.810
37	1.687	1.765	1.789	1.801	1.808
38	1.686	1.764	1.788	1.800	1.807
39	1.685	1.762	1.786	1.798	1.805
40	1.684	1.761	1.785	1.797	1.804
41	1.683	1.760	1.784	1.795	1.803
42	1.682	1.760	1.784	1.794	1.802
43	1.681	1.759	1.783	1.792	1.802
44	1.680	1.758	1.782	1.791	1.801
45	1.679	1.757	1.781	1.789	1.800
46	1.679	1.757	1.781	1.787	1.799
47	1.678	1.756	1.780	1.786	1.798
48	1.677	1.755	1.779	1.784	1.798
49	1.677	1.754	1.778	1.783	1.797
50	1.676	1.754	1.778	1.781	1.796
52	1.675	1.752	1.776	1.778	1.794
54	1.674	1.751	1.775	1.775	1.793
56	1.673	1.749	1.773	1.771	1.791
58	1.672	1.748	1.772	1.768	1.790
60	1.671	1.746	1.770	1.765	1.788
120	1.658	1.716	1.754	1.750	1.772
∞	1.645	1.716	1.739	1.750	1.756

α = 0.01	対照群を含めた群数(a)				
自由度	2	3	4	5	6
5	3.365	3.501	3.548	3.572	3.586
6	3.143	3.256	3.294	3.313	3.324
7	2.998	3.097	3.130	3.146	3.155
8	2.896	2.985	3.015	3.029	3.037
9	2.821	2.903	2.930	2.943	2.950
10	2.764	2.840	2.865	2.877	2.883
11	2.718	2.791	2.814	2.824	2.831
12	2.681	2.750	2.772	2.782	2.788
13	2.650	2.717	2.738	2.747	2.753
14	2.624	2.689	2.709	2.718	2.723
15	2.602	2.665	2.684	2.693	2.698
16	2.583	2.644	2.663	2.671	2.676
17	2.567	2.626	2.644	2.653	2.658
18	2.552	2.610	2.628	2.636	2.641
19	2.539	2.596	2.614	2.622	2.626
20	2.528	2.584	2.601	2.609	2.613
21	2.518	2.574	2.590	2.598	2.602
22	2.508	2.563	2.579	2.586	2.591
23	2.500	2.554	2.570	2.577	2.582
24	2.492	2.545	2.561	2.568	2.572
25	2.485	2.538	2.554	2.561	2.565
26	2.479	2.531	2.546	2.553	2.557
27	2.473	2.525	2.540	2.547	2.551
28	2.467	2.518	2.533	2.540	2.544
29	2.462	2.513	2.528	2.535	2.539
30	2.457	2.507	2.522	2.529	2.533
31	2.453	2.503	2.518	2.525	2.529
32	2.449	2.499	2.514	2.520	2.524
33	2.445	2.494	2.509	2.516	2.520
34	2.441	2.490	2.505	2.511	2.515
35	2.438	2.486	2.501	2.507	2.511
36	2.434	2.483	2.498	2.504	2.508
37	2.431	2.480	2.494	2.501	2.504
38	2.429	2.477	2.491	2.497	2.501
39	2.426	2.474	2.487	2.494	2.497
40	2.423	2.471	2.484	2.491	2.494
41	2.421	2.470	2.482	2.488	2.492
42	2.418	2.469	2.480	2.485	2.490
43	2.416	2.468	2.479	2.483	2.488
44	2.414	2.467	2.477	2.480	2.487
45	2.412	2.467	2.475	2.477	2.485
46	2.410	2.466	2.473	2.474	2.483
47	2.408	2.465	2.471	2.471	2.481
48	2.407	2.464	2.470	2.469	2.479
49	2.405	2.463	2.468	2.466	2.477
50	2.403	2.462	2.466	2.463	2.476
52	2.400	2.460	2.462	2.457	2.472
54	2.397	2.458	2.459	2.452	2.468
56	2.395	2.457	2.455	2.446	2.464
58	2.392	2.455	2.452	2.441	2.461
60	2.390	2.453	2.448	2.435	2.457
120	2.358	2.400	2.412	2.417	2.420
∞	2.326	2.366	2.377	2.382	2.385

Williams D. A., (1972) The comparison of several dose levels with a zero dose control. Biometrics, 28, 519-531.

〈付表9　ウィルコクソンの符号付き順位検定〉

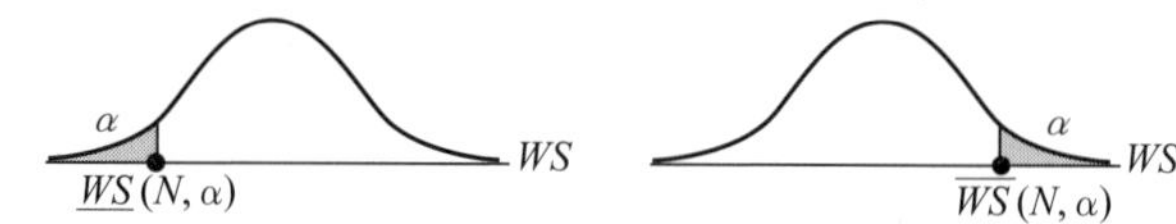

N \ α	0.025 $\underline{WS}$	0.025 $\overline{WS}$	0.05 $\underline{WS}$	0.05 $\overline{WS}$
5	—		0	15
6	0	21	2	19
7	2	26	3	25
8	3	33	5	31
9	5	40	8	37
10	8	47	10	45
11	10	56	13	53
12	13	65	17	61
13	17	74	21	70
14	21	84	25	80
15	25	95	30	90

〈付表10　ウィルコクソンの順位和検定〉

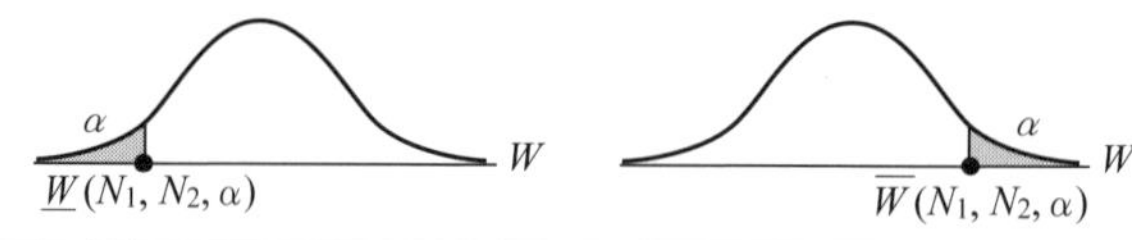

α		0.025		0.05	
N_1	N_2	$\underline{W}$	$\overline{W}$	$\underline{W}$	$\overline{W}$
4	4	10	26	11	25
	5	11	29	12	28
	6	12	32	13	31
	7	13	35	14	34
	8	14	38	15	37
	9	14	42	16	40
5	5	17	38	19	36
	6	18	42	20	40
	7	20	45	21	44
	8	21	49	23	47
	9	22	53	24	51
6	6	26	52	28	50
	7	27	57	29	55
	8	29	61	31	59
	9	31	65	33	63
7	7	36	69	39	66
	8	38	74	41	71
	9	40	79	43	76
8	8	49	87	51	85
	9	51	93	54	90
9	9	62	109	66	105

索　引

な

は

ま

や

ら

編著者紹介

松野 純男（まつの すみお）

近畿大学薬学部　教授（博士（薬学））

1990 年　大阪大学大学院薬学研究科修士課程修了，製薬企業勤務後

1997 年　武庫川女子大学薬学部講師，准教授を経て，2010 年より現職

主な著書：医療系のための実践的基礎統計学（ムイスリ出版，2013）

Practical 薬学統計解析（京都廣川書店，2011）

著者紹介

内山 敦（うちやま あつし）

東北医科薬科大学　教授（博士（理学））

1999 年　東北大学大学院理学研究科博士後期課程修了

1999 年～2002 年　学術振興会特別研究員（PD）

2002 年　仙台電波工業高等専門学校講師

2008 年　山形大学理学部准教授を経て，2019 年より現職

棚橋 浩太郎（たなはし こうたろう）

東北医科薬科大学　名誉教授（博士（理学））

1980 年　東北薬科大学講師，助教授，教授を経て，2019 年より現職

田山 剛崇（たやま よしたか）

広島国際大学薬学部　准教授（博士（薬学））

1999 年　広島大学大学院医学系研究科生命薬学系専攻博士課程前期修了，病院勤務後

2004 年　広島国際大学薬学部助手，講師を経て，2016 年より現職

2020 年 2 月 27 日　　初 版　第 1 刷発行
2024 年 9 月 18 日　　初 版　第 3 刷発行

医療系のための 基礎統計学

編著者　松野純男

著　者　内山敦／棚橋浩太郎／田山剛崇
発行者　橋本豪夫
発行所　ムイスリ出版株式会社

〒169-0075
東京都新宿区高田馬場 4-2-9
Tel.(03)3362-9241(代表)　Fax.(03)3362-9145　振替 00110-2-102907

ISBN978-4-89641-286-4　C3041